失眠门诊手记

Insomnia Clinic Notes

主编 王辉武

协编 王无虞 陈雪莲

杨 帆 陈国红

科学出版社

北 京

内 容 简 介

本书汇集了失眠门诊的患者故事，记录了因失眠所致的痛苦，也展示了他们从痛苦中走出来的体验与喜悦。每一则故事详细地记录了患者的主诉、临床表现，特别注重对患者感受与状态的描述，以及医患对话过程，在处方、用药之后，还有超药物疗法的学习与应用、教授点评和赠言，真实生动，通俗易读。读者可以通过成功的案例，获得赶走失眠的方法和信心。

本书还配有丰富的与睡眠相关的知识链接、穴位推拿安眠手法视频、自创验方与食疗方等，具体实用，一学就会，学会能用，是一本老少咸宜的家用保健枕边书！

图书在版编目（CIP）数据

失眠门诊手记 / 王辉武主编. 一北京：科学出版社，2022.1
ISBN 978-7-03-070364-4

Ⅰ.①失… Ⅱ.①王… Ⅲ.①失眠－防治 Ⅳ.①R749.7

中国版本图书馆CIP数据核字（2021）第221957号

责任编辑：郭 颖 / 责任校对：郭瑞芝
责任印制：赵 博 / 封面设计：龙 岩

科 学 出 版 社 出版
北京东黄城根北街 16 号
邮政编码：100717
http://www.sciencep.com
北京厚诚则铭印刷科技有限公司印刷
科学出版社发行 各地新华书店经销
*
2022 年 1 月第 一 版 开本：850 × 1168 1/32
2025 年 4 月第三次印刷 印张：4 1/4
字数：108 000
定价：35.00 元
（如有印装质量问题，我社负责调换）

☆☆☆ 编 委 会

序

全国名中医王辉武教授，乃吾之学兄也。岁月不居，时节如流，倏忽间与学兄相识四十余载矣，迄今皆已年逾古稀。吾于20世纪70年代尚有幸在成都中医药大学与学兄同窗进修深造一载，其后更在各种学术会议中多次交流，深感学兄在中医学及传统文化方面颇有古风，底蕴深厚，令吾受益匪浅，崇敬不已，洵有“高山仰止”之感。学兄在重庆医科大学深耕中医五十余年，成果丰硕，著作等身，蜚声中外，连续四届担任“全国名老中医药专家学术经验继承工作”指导老师，诚可谓“华叶递荣，声实相副”也。

医者仁心，学兄久行仁术，对失眠患者之痛苦若“恫瘝在抱”。有鉴于此，他将平时的失眠治疗案例和患者与失眠抗争的经验，精心整理，辑而成书。书中以故事形式记录了他们摆脱失眠的历程与感悟，生动翔实，轻松有趣，别开生面，每一个小故事都为失眠者树立了成功的榜样，给他们以战胜失眠的信心。书中附有知识链接及失眠的用药法、食疗法、非药物疗法等，通俗浅显，方法具体，好记好用，一学就会，并附名医赠言以指导之，可谓详赅矣。该书使读者在消遣休闲的阅读中学会自助，获得实效，是一本可读性、趣味性强、老少咸宜的睡眠保健科普枕边书。

书成之时，吾幸得先览，谨撰拙文为序，并致书贺。

马烈光

于成都中医药大学

☆☆☆ 前　　言

失眠，是诸多心理疾病（抑郁、焦虑、强迫、狂躁和精神分裂等）及心血管、胃肠、骨伤、妇科等各科最多见的临床表现。十几年前，我们组建了一个失眠门诊，并得到重庆市中医管理局的支持，有机会诊治了大量的失眠患者。面对灾后的各种心理问题的暴发，我们想到了采用中医药，窗口前移，防治失眠的优势，于是就赶紧编写这本小册子，献给正在与灾害搏斗，难眠的同胞们！

本书写作方式上，尽量以在失眠门诊的医患对话交流的方式，在一个温馨的环境中讲述他们从失眠的阴霾中走出来的故事，展示他们的体验与感受，同时也通过聊天的形式，给读者提供相关知识和防治方法。

每一则手记故事，我们将努力做到情节有趣，生动如实，轻松可读，具体能用。书中还配有睡眠知识链接、超药物（即非药物）安眠法的文字说明和点穴推拿视频以及药膳安眠与中药安眠验方、合理用药指导和名医赠言等。

本书的四位协编者，王无虞、陈雪莲、杨帆和陈国红，都是跟我学习中医的徒弟。在多年的随诊临床中，记录大量有关失眠的案例，大部分故事都是亲历，感谢他们在文稿录入、审稿统稿中的付出与辛劳。

同时还要感谢成都中医药大学马烈光教授赐序，感谢科学出版社的领导和编审们的热情指导！

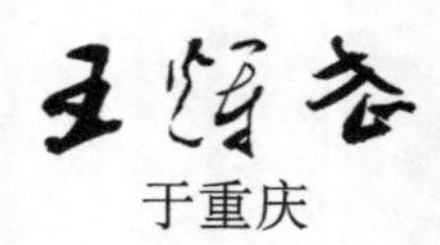

于重庆

☆☆☆ 目 录

写在前面的话

全球十几亿人同患失眠

* 中华医学会的调查资料显示，我国有睡眠障碍者达 42.7%，约有 3 亿成年人患有失眠，其中多数是女性。

* 世界卫生组织对 14 个国家、15 个地区的 25 916 例在基层医疗机构就诊者的调查显示，27% 的人遭受睡不着的痛苦折磨，法国的一项调查更为惊人，48% 的人有睡眠问题，而且还有很多人不以为然，未得到应有的重视而硬熬着。

* 失眠，广泛存在的病痛，它严重威胁着人们的健康！

* 失眠，是诸多心理疾病（抑郁、焦虑、强迫、狂躁和精神分裂等）中最多见的临床表现。

* 人生五件事，吃喝拉撒睡，因为排在最后一位，睡眠被人们忽视了。

* 朋友，你睡好觉了吗？关注睡眠质量就是关注生活质量，关注睡眠就是关注健康！

睡个好觉　七大功效

1. 消除疲劳　恢复体力
2. 保护大脑　增强记忆
3. 调整免疫　健身防病
4. 补充精血　促进发育
5. 平衡心态　畅达情志
6. 滋润肌肤　美容除皱
7. 延缓衰老　振奋精神

失眠警示

1. 失眠伴有高热不退。
2. 失眠伴有头部剧痛、血压升高。
3. 失眠伴有鼻血不止。
4. 失眠伴有胸痛、心跳、心慌。
5. 失眠伴有狂躁不安，语言错乱。
6. 失眠伴有腹痛、腹胀、大便不通、不放屁。
7. 失眠伴有浮肿少尿。
8. 噩梦频频伴有胸痛、咳喘，不能平卧。
9. 失眠、打鼾伴呼吸暂停。

如有以上情况之一，可能是疾病导致的失眠，应及时去医院就诊！

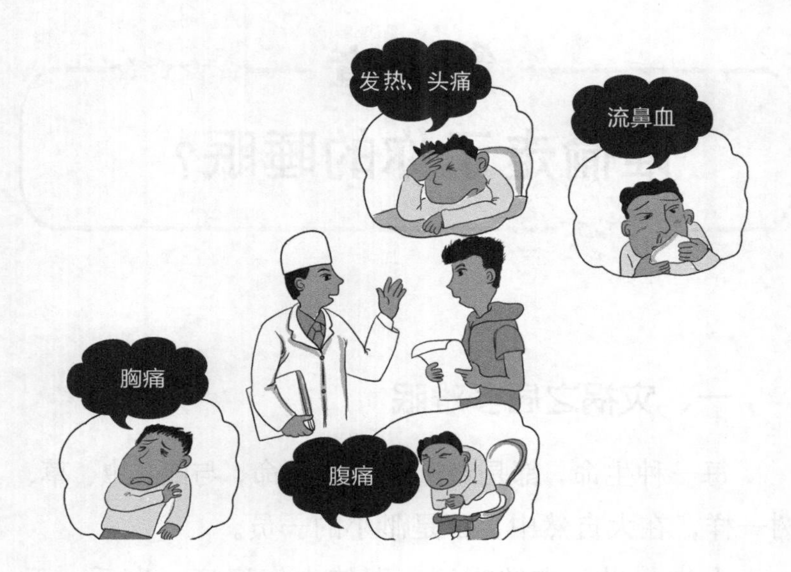
发热、头痛
流鼻血
胸痛
腹痛

第1章 谁偷走了你的睡眠？

一、灾祸之后多难眠

每一种生命，都是奇迹。人的生命，与蚁、虫、草、树一样，在大自然中，都是渺小的一员。

人生一世，吉凶难测。即使小伤痛痒，生活、工作各种不顺，也令人难眠。

你也许还记得“5·12”大地震吧！她和婆婆及不到一岁的女儿待在绵竹市汉旺镇家中，她被埋在废墟里，身上压满了混凝土预制板。救援人员不敢用吊车，怕造成二次伤害，人工打洞，又怕耗时太长，耽误救援。就在几乎绝望之时，一名军人到了她身边。被埋了28小时后，她幸运活着出来了，但女儿和婆婆都去了！之后的日子，疗治伤痛，欲哭无泪，多长的时间曾经睡过觉吗？恍惚记不清了，只感到昏昏沉沉，头脑一片空白……

经过这一场劫难的人们，回想那些阵势，都有些后怕与联想，许多人因此夜夜不眠，若有亲人病故者，其悲伤或忧郁，或惊醒，难眠之状，可想而知。

当然也有的人，春风得意，吃穿不愁，突然某天，变故横生，或天灾降临。试问此时，能安睡吗？

总之，灾祸之后多失眠，自我调节可缓解，若有情绪失控者，用药求医不可延，强健身体适环境，遵纪守法能安眠！

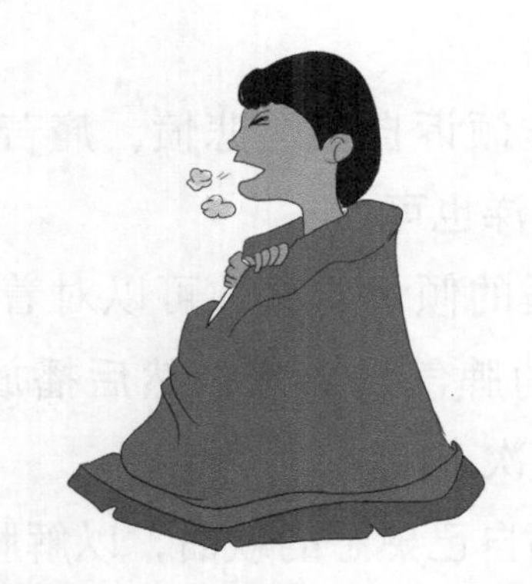

◆ **知识链接 1：如何判断自己处于恐慌中**

对突来之灾，猝不及防，担心未知，有一点害怕、心慌，那是人之常情。

如果还有明显的应激反应，警惕性比平时高，总是自责和羞愧，或因为没把家人照顾好而内疚，并因此而夜夜难眠，甚至出现报复、伤人、自杀的一过性想法，那就必须寻求医护帮助了。

1. 承认自己恐慌，不可强装镇定！

2. 树立必胜信心，放松紧张情绪。

3. 充分了解掌握正道信息，不听谣言传说。

4. 不要太相信自我调节就能治愈，亲友帮助会好得更快。

◆ **知识链接 2：情绪宣泄法**

1. 音乐释压。音乐表达情绪，也能调节情绪，选听自己熟悉的乐曲或歌曲，聆听或高唱，能减轻痛苦和胸闷等症状，减缓放松精神压力，或选听舒缓的音乐效果更好！

2. 寻求亲友倾诉自己的悲愤、痛苦、委屈、不满与失落！痛哭流涕也可。

3. 没有合适的倾诉对象，可以对着手机录音，尽量把自己想发的脾气发出来，然后播放自己的录音，可以每天播放两次。

4. 大声高唱自己熟悉的歌曲，以解胸中之闷。

5. 悬挂一个沙袋，拳打脚踢，同时大声任意吼叫，每次 5 ～ 10 分钟。

6. 痛失亲人，有自责、内疚时，可通过哀悼或完成遗愿等方式，以弥补内心的遗憾。

7. 写一则日记，也可写一首诗词，吐露自己的心声，并高声朗诵！

◆ **知识链接 3：自我心理调节法**

1. 选一项和缓的运动方法，如八段锦、太极拳。

2. 放下手机，离开电脑、电视，不要一人独处，争取与家人亲友，尤其与比你年轻开朗的人共度时光。

3. 讲个故事给人听，观看喜剧、小品。

4. 写一篇小字或乱画一幅画。

5. 坐下来，慢速呼吸，全身放松 10 分钟。

6. 正念，冥想必胜，缓解不良情绪。

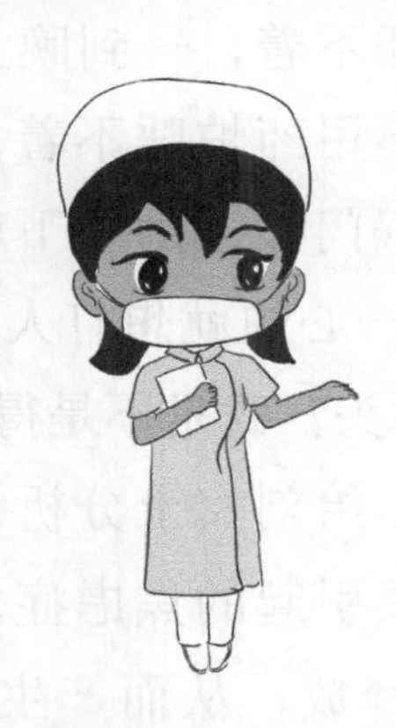

★ 医生赠言：何时必须就医求助？

1. 睡眠恶化，连续 3 天以上都未入睡。

2. 惊恐，没有安全感。

3. 对自己或其他任何人或事都失去信心。

4. 缺乏自尊，感觉羞耻，痛恨自责。

5. 感觉无助，叫天不应，入地无门。

6. 百事无趣，心中空虚。

7. 思维迟钝，表情淡漠。

8. 自认孤立，遇事退缩。

9. 患得患失，有寻死念头。

二、失眠常因纠结起

【失眠门诊病例】

刘女士，62 岁，春节以来，因担心身患重病的老伴，饭也吃不下，觉也睡不着，一到晚上常常为该不该服用安眠药而纠结。不用药怕睡不着，用药又怕药有毒副作用。她来到失眠门诊，刚坐下就讲个不停。还激动地说："教授，我一心烦就想打人，怎么办？我为啥会冒出这个奇怪的念头？我是不是得了绝症了？"

教授四诊以后，给刘女士分析说，这是因为对老伴病情的担心、恐惧引起的焦虑症，由于过度焦虑导致内心压力得不到释放，从而产生一些奇怪的想法，说明心身压力已到极限，需要有宣泄口释放。中医治疗，除了开中药内服外，还必须有超药物疗法，比如静心观息法、聆听音乐法等，坚持配合使用，才能提高疗效，预防复发。

每个人，一辈子总会遇到多种痛苦与磨难，有些苦难是人们天性纠结造成的。关键在于自己处事纠结，优柔寡断，如追忆过去的事耿耿于怀，遥想将来的事不停算计。每晚睡下时，本该放下静心，但仍然不停纠结白天的事，惦记将来病情恶化，反复思考，结果导致失眠。

美国的一位作家，长期夜间写作，患得患失，纠结失眠，让他成为了抑郁症患者，他在书中这样描述自己的感受："我四肢僵硬地躺在床上，拼命想睡，心中乱想，长期失眠，可能要命。服安眠药吧，害怕有毒副作用，又恐惧自己起不来了，但同时又想，安眠药我用过，其实没什么可怕的。我试图用全身力气坐起来，把脚放在地上，因为害怕，又躺回床上，但脚仍在地上，这怎么办？在这样反复的纠结中痛苦地哭泣，折腾一夜，终未入睡。第二天，我真的无法再次经历那可怕的夜间。"许多人在这种失眠的痛苦中产生了"自杀意念"。

20 世纪 60 年代一位外来的女青年，与当地农村的一位青年结婚，40 岁时丈夫生病去世。她回城参加工作未再婚，45 岁时碰上了工厂裁员，又患上了乙型肝炎、月经不调，一连串的不顺心，精神压力是可想而知的。但她又是一个自尊心很强的人，深知着急没用，必须保持愉快，在同事面前尽量表现得若无其事，衣着整洁、强装笑颜，让人看上去信心百倍，别人都说她很坚强。但到了没人的时候，她又为一辈子的不幸而暗暗落泪，其苦衷无法向人倾诉。久而久之，患上了失眠、胸闷、身痛、胆结石。初起时，不好意思去医院，她不相信自己战胜不了这些病。买药吃没效，到医院求治，医生告诉她有抑郁症时，她说什么也不相信，说"我这个人愉快得很，怎么会得抑郁症呢？”

她把抑郁症当作普通的心情不愉快了。其实，她的性格就是大小事情都放不下，总想做得完美无瑕，中了“自责”的毒了。

★ 医生赠言

总是放不松，有事在心中。

家家都有一本难念的经。每一个人都会有精神压力，只是轻重不同。只要能放下一点那就轻松多了。放下得自在，能放下，少些痛苦，多些安睡！

心中之事哪里来？身外之事，如天灾、人祸、失恋、离婚、考试、晋级、失业、经营亏损；心内之事，如病痛、信心不足、缺乏信仰、闲散无聊、内疚、气愤、追求完美、纠结担心。

学会放下有办法：消极放下是灰心丧气，积极放下是顽强应对。如何顽强：首先，承担起来，对困难有正确的认识和估计，对家庭、工作、学习等重大压力，挺身而出，勇敢应对；其次，树立必胜信心，把压力作为自己成长的必经之路。

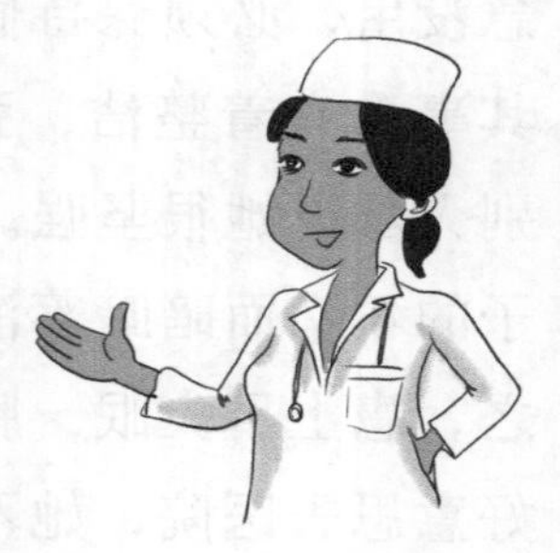

另外，困难是一种机遇，祸兮福所倚，过了这个关，柳暗花明又一村。

三、如今青年也失眠

过去有一句谚语："30 岁前睡不醒，30 岁后睡不着。"说的是，青壮年一般睡眠良好。可是到了近年，这句话已经过时了。

我有个朋友，今年刚 30 岁，他是艺术家，学油画，办画展，小有名气。为了创作，多少年来他是我们都知道的"夜猫子"，入夜则思维敏捷，异常兴奋，大白天，太阳出来，但却蒙头睡大觉。中午时分，你要是喊醒他，他却满脸睡意，头发蓬乱，不知是早晨还是下午。他妈王阿姨拉着我诉苦说："劝劝我那不听话的儿子吧！满 30 岁了，还单身，又不愿耍朋友，上月人家好心人介绍一个漂亮女孩，上门相亲，他还在睡觉，刚起床，那模样，哈欠连天，皮肤黄，干瘦，别人认为他体弱多病！当场吹了！他爸气得捶胸呀！"

过了几天我见到了他，也是没睡醒的样子，他说："而今我已改过自新了，努力克制，让自己早些睡，但每天到了晚上 12 点，心里想赶快去睡吧，实际却清醒得很，根本就睡不着！我真的努力了。"

在时代潮流的激荡下，人们步履匆匆，许多青年人也饱受失眠之苦。

邻居肖阿姨有个女儿，今年 28 岁，大学毕业后参加工作，3 年至少换了 5 家公司。每次她准备辞职之前都很伤心，都会约我出来发泄一阵怨气，说自己多少个晚上通宵失眠，在公司如何不被重视，老板总给“小鞋”穿；常被科室的同事算计，很受委屈；上班路途太远，考勤太严，实在太累。此外，她还常常说跟同事合不来，觉得他们俗气、心眼多，准备第五次辞职。这几天听说就业困难，就有些犹豫不决，每晚翻来覆去睡不着。

如今的青年人有吃有穿，温饱不愁，但是因为超前享受、要求过高，膨胀的欲望导致激烈的竞争和盲目的攀比。你看他们股市进出、熬夜加班、彻夜娱乐、喝酒行令……还有离婚的、考试的、求职的……比他们的父辈压力大，忙得多，心烦躁。因此，失眠者增多也就不足为奇了。

★ 医生赠言

受点委屈又何妨？

受点委屈，那是自然，甚至被不公正对待，也可以看作一种磨炼的机会。如果因此而失眠，那是何等冤枉。

年轻人切忌把自己当作了不起的存在，你不过是宇宙间微小的一点尘埃，生命本身是个偶然，睡好觉是为了更好地活下去，要知道，在单位你不过是一棵草，但在家里，在爸妈的心里，你可是一片天呀！

四、用眼过度易失眠

深夜 12 点，城市街头依然灯火通明，但远方山野，此时早已漆黑宁静。

当今社会，由于经济发达，科技进步，在我们的生活中需要看的东西比十年前大大增加了，诸如应接不暇的报纸杂志，引人入胜的电视节目，琳琅满目的商品信息，鳞次栉比的高楼大厦，眼花缭乱的衣着首饰，灯红酒绿的歌厅酒吧，还有上网聊天、手机微信、电脑操作、中外图书、应试作业、网络游戏。就在这没完没了的伤阴耗液之中，人们的神经兴奋了，睡眠也少了，慢慢地想睡也睡不着了。

中医有“久视伤阴”的说法，看的东西多了，用眼太过会伤人体阴津，阴伤则阳旺，故兴奋难眠。

五、一贯睡眠好，就因那一次

考试前，复习功课——劳心太过

职称晋升答辩的前夜——思前想后

与家人的一次顶嘴——闷闷不乐

同事提干以后——心理不平

我的对班病倒了——夜以继日

北美考察回国后——时差干扰

孩子的一次高热惊风……惊骇犹存

◆ 知识链接 1：该睡觉时按时睡，错过深睡眠，醒后易疲劳。

科学家最新研究结果表明，20 岁以上的成年人每天最佳睡眠时间为 6 小时 30 分。

这项研究结果是根据人体生物钟原理、生长激素分泌规律、脏器负担、蛋白合成情况、白天情绪变化、皮肤弹性状况、日常饮食结构等综合因素而确定的。睡眠对于人的健康，就像呼吸和心跳一样重要，成年人每天能够保证有 6 小时 30 分的高质量睡眠，让大脑有充分时间休息，其白天的精神就可以调整到最佳状态，机体功能减退就会显著缓慢，这对身心健康都十分有利。然而并不是每一位成年人都能达到 6 小时 30 分的睡眠时间，许多人正备受失眠的折磨。上海市中医院睡眠疾病研究所对就诊的 2421 例失眠患者进行的调查，发现女性失眠患者明显增多，占到总人数的 63%，31 ～ 50 岁的人占 40.4%。

在失眠患者中以管理层人员为多。这一人群往往是社会的“中坚力量”，快节奏的生活，高于常人的工作压力，加上不规律的生活作息，使得他们成了失眠的高发人群。而不少年轻白领由于生活不规律，经常熬夜导致生物钟紊乱，也容易被失眠困扰。

研究还发现，体内促睡眠物质分泌较旺盛的时间是晚上 10 点左右。慢波睡眠是最佳的睡眠状态，而慢波睡眠大多出现在晚上 10 点左右；零点过后错过了进入深睡眠的最佳时间再入睡，就很容易导致醒后疲劳、睡不安稳、睡眠质量下降，从而引发诸多不适症状。因此，该睡觉时按时睡，不要因为事情没处理完就熬夜，这样不仅效果不佳，还影响睡眠，得不偿失。

◆ 知识链接 2：为什么有时换个地方睡不着觉？

假日里找一个山清水秀、景色宜人的地方放松一下，是现代都市人的时尚。可是有些人到了夜晚，尽管夜深人静，却睡意全无，躺上两三个小时，头脑反而会越来越清醒。

其实说怪也不怪。因为居住环境对人的睡眠非常重要。这种例子不胜枚举。比如在家里，哪怕附近有条铁路，夜间频频驶过隆隆的火车，甚至鸣叫的汽笛声，都不会把你吵醒；可是当你睡在宾馆里，就是卫生间水管轻轻的滴水声，都会使你难以入眠，这是听觉上的不适应。触觉的不适应也很突出。在家里，床铺不论软硬，枕芯不管是海绵还是荞麦皮的，被子或薄或厚，都不会影响你入睡；可在宾馆里，尽管枕头十分柔软，床铺整洁平滑，毛毯细软轻柔，睡在床上却觉得不是太冷就是太热，不是太软就是太硬，不是太薄就是太厚，结果造成失眠。

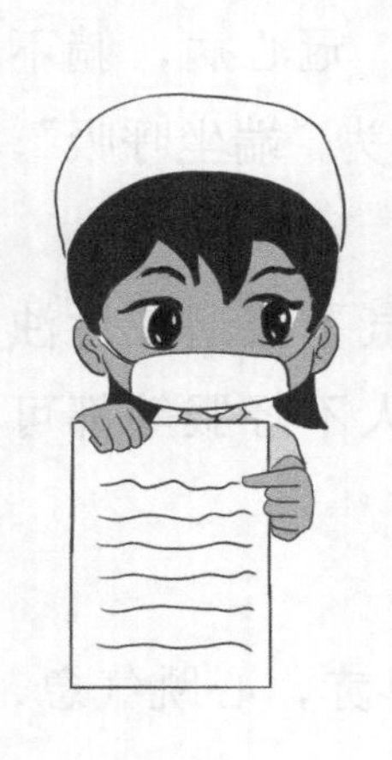

这种现象尤其容易发生在年龄偏大、精神类型不稳定、平时比较容易兴奋的人身上。

六、常见失眠的原因

◆ 疾病痛痒，躯体不适

身体上的任何一点不舒服，都会在一定程度上影响睡眠，即使小小的感冒，如鼻塞、流涕、头痛、食欲不佳、腹痛等。

疼痛和瘙痒是导致失眠的罪魁祸首。张大伯平时睡眠挺不错，最近肩周炎发作，左肩及左上肢冰冷、跳痛，难以忍受，有时常因疼痛，突然惊醒，再也不能入睡了。

痛，固然难受，痒也一样不好对付。有人形象地描述说："痒得钻心"，让你坐立不安，即使疲倦想睡，也会睡不着。

有的老年人患有气管炎、肺气肿、冠心病，躺不下去，平卧时病人出不了气，在医学上称为"端坐呼吸"，病人半卧或坐着睡觉，能睡得香吗？

此外，卧室周围不安静，室内空气不流通或污浊难闻，或床枕被褥等卧具不理想，令人不舒服等都可引起失眠。

◆ 烦躁发怒不愉快

大吵大闹一阵，可立刻出现面红耳赤，心跳气急，如果数一数脉搏，一般都在每分钟 120 ～ 150 次以上，而且血压升高，头昏脑胀，多数人当天晚上会彻夜不眠。

当然还有夫妻“冷战”，失恋，投资失败，亲人病危，工作不顺等，一切让你不愉快的人或事，都会干扰睡眠。

★ 医生赠言

闲看云腾我从容，

睡到天明日出东。

万物静观皆入画，

四时更替乐无穷。

◆ 该睡未睡“三班倒”

下午 5 点多，失眠门诊来了一位中年男士。“医生，给我开点药吧，我已 5 天没睡觉了！”他急促地说。“怎么这么晚才来？”教授关切地问道。

“对不起！我是开出租车的，我们下午 5 点才交班。我以前开夜班，因为最近睡眠不好，才换成白班的。”他说，18 岁参军，25 岁复员，此后一直开出租车夜班，虽然辛苦，但可以多挣点钱。父母都好，还有两个儿子，负担重呀！以前开夜班没感觉对身体有影响，能吃能睡。满了 40 岁以后就不行了，凌晨 2 点交了车后，回家怎么也睡不着，基本要熬到天亮才能迷迷糊糊睡着，但也是浅睡眠。最近半年感觉白天没有精力，开车时头脑昏沉，有几次差点出车祸。

“别人都劝我不要开车了，太危险了，可我只会开车。没办法，我和对班商量，换成白班。结果呢，教授，你看看，我还是睡不着！教授，你要救救我，我还有一家人呢！”

听完这番话，在场的人为之叹息惋惜。这就是多年长期熬夜的后果。

白班、中班、夜班，这是现代人常有的工作模式。小李是一个工人，车间上班属典型的“三班倒”，中班、夜班，每周两次，下班后虽然有足够的时间可以睡觉，但白天总是睡不着，有时即使睡了，依然头晕。5年过去了，她留下了失眠早醒的病根，她30岁不到，脸色蜡黄，老同学见到，都说她好像生了病似的。其实，除了睡眠欠佳之外，其他都没有大问题。

“三班倒”的作息制度，影响人体的生物钟，干扰了人与自然和谐的自然规律。这种睡眠障碍现象在现代社会中十分常见，一切需要上夜班，或熬夜，或习惯于夜间工作的人都可能出现这样的毛病，如某些工种的工人、驾驶员、护士、医生、编辑、记者、演员、作家和小商贩等。

◆ 药物也能致失眠

马先生从小就睡眠多梦，容易惊醒，如遇次日有重要事务更是难以入眠。有一次偶然服用了朋友从美国带回来的褪黑素，当晚就睡得特别好，没有做梦，一觉睡到天大亮。

自此之后他就一直服用褪黑素，1 个月后，效果就不好了，于是就加大剂量，后来根本无效，人家说是产生了耐药性。为了改善睡眠，他把日本、瑞士、英国等的助眠保健品试了个遍，结果睡眠不但没改善，还越来越糟糕，并且出现了胃痛胃胀、腹泻、饮食无味等症状。

后来，他用了一段时间的安眠药，勉强可以睡几小时，但白天头晕，心悸，精力无法集中，他知道这是安眠药的副作用。

经朋友介绍找到失眠门诊。王教授开的方是中药“酸枣仁汤”，加上超药物疗法的静心安息法，他老老实实坚持了 2 个月后，反馈睡眠状况明显改善，白天工作已恢复正常。

这个故事说明，遇到轻微的失眠时不能盲目用药，更不能滥服保健品，要学会享受失眠，与偶然的“早醒”和平共处，让轻度的失眠，一直伴你一百岁，有啥不好呢？

如果你近段时间睡眠不如过去好了，或者能入睡的时间明显比过去少了一些，或许在夜间 11 点半还异常兴奋，完全没有一点睡意，应该认真回忆一下，曾经服用过什么药物，因为有些药物的副作用也会导致失眠。

有些人喜欢服用补益中药，甚至同时服用多种广告宣传的保健品，这常常会扰乱人体正常生物钟而失眠。

◆ **知识链接：这些药物可能导致失眠**

氨茶碱、麻黄、麻黄碱用于治疗哮喘，可导致兴奋、不安、烦躁失眠；阿托品、颠茄用于治疗胃腹痛，可导致口干、兴奋、躁动、心跳加快而失眠；用补血铁剂治疗贫血，可导致胃中不适，影响睡眠；用消炎药红霉素、磺胺甲噁唑（复方新诺明），治疗各种炎症，可导致胃中不适，影响睡眠；用强心药地高辛治疗心脏病，可导致中毒，影响睡眠。有时阴虚内热的人，服用人参、鹿茸、海马等补益中药也会引起燥热难眠。

◆ **晚上要睡好，先把嘴管好**

小霞是全职太太，生活富裕，百事无忧，因为还未生小孩，所以比较悠闲。

她最喜欢看电视连续剧，边看剧边吃零食，是她最大的快乐。最近6个月来，她每天凌晨才能入睡，第二天中午才起床。

不知从何时开始，她脸上长了很多痘痘，不痒也不痛。近几个月越长越多，还化脓、起疱，爱美的她这才重视起来。医生说是因为熬夜晚睡引起内分泌失调所致，开了一些帮助睡眠的西药，服用了1个月没有明显效果，就找到失眠门诊。

王教授仔细询问后才知道，小霞近几年有吃外卖夜宵的习惯，到了晚上 12 点，即使并不饿，也很想吃东西，特别爱吃甜点，不吃就觉得无法入睡。王教授开了“保和丸”并嘱咐戒掉夜宵，晚餐吃八分饱，并严格按时作息、早睡早起。

经过 3 个月的对症治疗，小霞来复诊，显得很开心，说不仅睡眠有很大改善，脸上的痘痘也少多了。

这是典型的“胃不和则卧不安”的失眠，当你饮食不规律或吃得过饱，就会加重胃肠负担，肚子胀痛导致难以入睡。

上面这则故事很说明问题，晚饭本来很丰盛，吃得又多，到了 10 点还喊外卖，享受夜宵，香了嘴，害了胃肠，必然影响整夜的睡眠质量，胃中不仅胀满不舒服，甚至腹中鸣响，隐痛腹泻！

还有的人，天天悠闲无事，喝奶茶、咖啡，下午晚上还品尝浓浓的茶香，殊不知在茶叶、咖啡以及部分饮料中都含有咖啡因，会让中枢神经系统处于兴奋状态，导致入睡困难，觉醒次数增多，深度睡眠减少。

另外，大量液体进入体内，夜尿也增多，频频醒来去厕所，睡眠又怎会好呢？

所以，劝你管好自己的嘴，晚餐不过饱，喝茶上午品，午后最好不要再喝浓茶！

◆ 旅行时差多失眠

我的好友，知名医生，他在 10 天后将去新西兰参加一个重要学术会议，作报告时间安排在当地时间上午9点。他所在的时区比新西兰时间晚6个小时，这就意味着他需要在平时熟睡的凌晨3点钟作一个重要报告。为了不影响演讲效果，我们一起商量了调节时差的方案。

会议前1周，他每天把睡觉时间向后推迟1小时。到第7天，他的生物钟已经调整到了新西兰时间。后来他告诉我，他演讲很成功，睡眠质量也很好。

随着经济的发展，外出旅行的人越来越多，如观光旅游、公务出差、探亲访友等。据调查结果显示，在旅行中出现睡眠问题的比例是：观光旅游42%；公务旅行占32%。为了准备外出旅行，有59%的人因收拾行李而失眠，有51%的旅行者在出发当日比平时早醒1～2小时，54%的旅行者在归来后疲乏无力，需要补瞌睡。

根据雅典失眠量表（AIS）评估，有59%的旅行者并未认识到他们已经受到睡眠障碍的影响，从而增加了旅行的事故和疾病的风险，不少冠心病、高血压、脑血管病、气管炎、胃肠病和肝脏病在旅行中突发。因此，人们在旅行前应根据自己的身体状况，充分保证足够睡眠。乘坐飞机、车船途中应尽量以打盹的方式以补足睡眠。由于环境陌生、时差的改变，有的人如果连续数天都入睡困难或早醒者，可以服用复方枣仁胶囊或补心丸等，以克服旅行中的睡眠障碍。

◆ 知识链接：什么是时差？

时差不是指旅行的距离，而是指两个地区地方时之间的差别。时差取决于人们从东向西或从西向东旅行的距离。从南向北或从北向南的旅行没有时差感觉。

典型的时差表现为白天犯困，晚上却很兴奋，精神特好，注意力和协调力下降，头晕或肠胃不舒服。一般来说，向东方区，白天变短，症状明显，失眠更重。向西方区问题不大。

◆ 过多看电视，影响睡眠

张先生退休 6 个月了，都说退休后总算清闲了，但张先生却因为在家过于清闲反而郁郁寡欢，食不甘味。后来还总觉得胸闷，提不起气，常常失眠。

经朋友介绍，张先生来到失眠门诊。经询问才知道，他退休后，在家里感觉没有事情做，就看电视打发时间，越看越静不下来，感觉心里烦闷。张先生说，以前是一家国企老总，退休后感觉一切都变了，觉得自己老了，没用了，对什么事都提不起兴趣，唯一乐趣就是追剧，看了一集又一集，期待下回分解。

王教授开了中药“逍遥散”合“补心汤”化裁，并叮嘱他少看电视，晚上 10 点睡觉，早晨 7 点起床，多到户外走走，学练太极拳，与邻居亲友多交流。5 周后张先生来复诊，高兴地说，胸已不闷，精神好多了！

睡眠也有明显改善。

长期以来，人们究竟是因为睡不着才过多地看电视，还是因为看电视太多导致入睡困难与早醒，一直说不清楚。

科学家研究认为，在电视机前泡得过长是造成慢性睡眠问题的主要原因。他们在8年中，共调查了759个家庭。这些家庭每天至少看3小时电视的青少年，比那些看电视较少的人出现睡眠问题的风险要高出一倍以上。研究人员分析，过多看电视之所以会扰乱睡眠，可能是多种因素综合所致。比如：电视中的情节让你兴奋不已，久久难忘；或电视内容吸引力大，看了一集，还想看下集；或过于惊险，睡中噩梦；也可能是电视机的亮光打乱了正常生物钟，让人分不清到底是晚上还是白天。另外，看电视的人常久坐不起，缺乏体育锻炼等。

◆ 熬夜，一种得不偿失的下策

熬夜的人很多，借口是理直气壮的：老公出差了，家务孩子全靠我，不熬夜行吗？白天要上班，晚上看球赛，不熬夜行吗？开了几天会，文件一大堆，不熬夜行吗？

课课满负荷，科科有作业，不熬夜行吗？

工作做不完，晋升考外语，不熬夜行吗？

热恋情似火，歌舞夜生活，不熬夜行吗？

公司上项目，明天要报告，不熬夜行吗？

上司来视察，陪酒打麻将，不熬夜行吗？

大会开在即，通宵写文稿，不熬夜行吗？

总之，熬夜是有理由的，不胜枚举。还有亲友生病、天灾人祸，通宵达旦不睡也是没法抗拒的现实。但是不知道你想过没有，在这一次次硬熬以后，危害有多大呢？

- 熬夜干扰你的正常睡眠规律，可能从此以后，夜间有时间睡觉时，你却翻来覆去睡不着了。第二天上班没精打采，思维迟钝，效率低下，甚至发生安全事故。
- 熬夜导致机体激素分泌紊乱，月经失调，免疫功能低下，血压升高，患病率上升。
- 对于早有疾病的患者来说，如肝炎、癌症、结核、糖尿病等，熬夜可使病情加重或复发。中老年人可能诱发心绞痛、心肌梗死，甚至“过劳死”。

澳大利亚癌症研究会告诫说，如果长期熬夜，睡眠紊乱或不足，在外部环境因素的作用下组织细胞在分裂过程中最易发生癌性突变。日本医学家观察到，经常沉醉于夜生活的人，发生胰腺癌的概率大大增加。

其实，人们熬夜的理由通常是一个字“忙”，如果说“忙”，用熬夜的方式来对待工作学习那是一种最笨的办法。“忙”字拆开来是心和亡。一忙，“心”就亡了，无法思考了，没有头脑了，一个行色匆匆的人，往往忙中出错，忙中出乱，怎能安稳地入眠呢？因熬夜耽误的睡眠，机体会让你加倍偿还的。

★ 名医赠言

其实，“忙”就是一种心态的异常！一个人心中总觉得工作、学习或家务事多而烦躁，就会感觉忙。假如您玩一种游戏，兴趣很浓，不吃不喝，夜以继日，您会觉得忙吗？

忙是我们这个时代的特色，大家都在分秒必争。试想一桌美味的满汉全席，却限你 3 分钟内吃完，那还有什么味道？生命过程期待慢！缓慢而有序，从容不迫！

但有时，忙，是令人向往的好事！因为有需求和价值才会忙，合理安排，调整心态，事多也不觉“忙”。“瞎忙”是现代人最可怕的疾病，我们若不自控它，它就要剥夺我们的睡眠，危及我们的健康！

◆ 太过安静也难眠

门诊曾经见到这样一位失眠患者，他住 400 平方米的别墅豪宅，有花园有绿树，周边有山有水，远离城镇，完全没有噪声污染，但仍然睡不好觉。

他说到了夜深人静时，有一种令人害怕的寂静。后来他买了两只狗，每天晚上偶尔可听到狗叫声；还在客厅放了一个老式摇摆时钟，从早到晚都有节拍性“嗒嗒”声，每小时还自动报时，悠扬的钟声，好像一首催眠曲，从此失眠就不药而愈了。

有的人习惯在隔壁轻微的电视声中入睡，也有的人听着家人来回走动的脚步声也能很快入睡。总之，不要把卧室设计得过于幽静。一般来说，微小的，有一定规律的声响反而可以帮助睡眠，特别是那些清新悦耳的音乐、催眠的儿歌或雨声、风声……可以让你不知不觉地入睡。

◆ 老人常早醒，放心不要紧

他是一个小学教师，几十年来睡眠都不好，经常早上四点就醒了。遇到王教授是在 2010 年 6 月的关于睡眠问题的讲座上。科普讲演结束后，他见到了教授，当他听说他住在离重庆很远的城口县山区时，教授便建议他每月去参加一次失眠门诊的沙龙活动。从那以后，他便经常去，并成为活动中的志愿者。在那里能打开医生与患者的隔阂，为患者提供“能说话的场所”，不仅能倾听到患者的诉说，学习一些成功经验，能得到医生的医学和生活方面的具体指导，医患之间可以促膝谈心，通过一次次活动，不仅用中药和超药物疗法安抚了心灵，缓解了对失眠早醒的忧郁，还能从生命哲学的高度去思考人生，从根本上去治愈失眠。

多年以前他就知道，随着年岁长大，睡眠变得不那么长，很浅，易醒，甚至很疲倦，想睡，刚睡着，惊醒了，看时间，才睡着 1 小时！长此下去，性命堪忧！

按王教授的解释与疏导，内服中药，坚持3个月，加上超药物疗心法的学习与实践体验，从2020年12月开始，他的睡眠情况大有好转，有时早上5点醒了，待在床上闭目养神，6点起床，练两遍八段锦，全身轻松！过去的紧张情绪早烟消云散了！

★ 医生赠言

担心是安睡的敌人，是一切心神疾病的罪魁祸首。

请记住，今天正是你昨天担心的明天。问问你自己：我怎么知道我所担心的事真的会发生？

◆ 知识链接：中老年人睡眠减少是自然现象

中老年人睡眠逐渐减少，是人体衰老的自然规律之一。科学研究认为，睡眠质量随年龄增长而下降，这是普遍现象，睡眠结构，尤其是高质量的深睡眠时间，在40岁以后都开始改变了。

中医学认为，早醒主要是心肝血虚、血不养心、心神不宁导致的，与中老年全身多个器官的功能衰退有关，养血宁心中药有效，加上超药物疗心法将有显著疗效。

◆ 成功人士多失眠？

【失眠门诊病例】

患者自述：一个偶然的机会，我去解放碑商圈买衣服，逛到临江门，居然还有失眠门诊，我正有这个老毛病，进去看看。

跨进门，几个医生正与患者聊天，旁边有超药物治疗室，左边是音乐治疗室，右边是验案示范治疗室。稀奇！我也看个病！

挂号，坐等半小时，一年轻女医生叫我，心想很顺利，没等多久！“你有 55 岁吗？看上去很年轻，只有 40 岁吧？”女医生一边接过病历，一边笑着说。“我年轻吗？我什么都好，就是长期严重失眠！”

见到教授，我忍不住开始倾诉：我从小就是“学霸”，经常在学校受表扬。大学读的金融专业，在银行任支行行长。父母健在，老公是公务员，儿女双全，老大已工作，老二在读大学。现在最困扰我的就是睡眠问题。

最近四五年，经常失眠，也不清楚是什么原因。近段时间明显感觉病情加重了，能够睡个好觉的时候越来越少。失眠，加上白天时不时发热出汗，脾气变得急躁，无端发火，周末朋友约我到郊外去散心，我也提不起兴趣。曾经用过几种安眠药，效果不好，反而造成第 2 天头晕，更无法工作。

教授耐心地听我啰嗦，旁边四五个学生都在电脑上记录。“金融行业压力大，经常加班吧？”教授问。“的确，我们晚上经常加班，8 点下班是常态，月末和季度末还会忙到晚上 12 点。”

“这就是精神压力所导致的难眠，你的家庭和睦，生活幸福，样样得意，压力从何而来？”教授问。我摇头说：“不知道！请教授点拨！”

“行长！行长的责任、担当，是一种看不见摸不着的压力，中医称为闷。气闷，这个‘闷’字，‘心’被一堵‘门’关住，心神不能安宁，使道不通，这肯定睡不好。在西医看来是抑郁症，比较常见。”教授耐心解说。

听了这番分析，我开始思考如何分解工作压力。在工作上，充分调动年轻人的积极性，群策群力，一些事情放手让下属去做，自己只抓大事。经过 3 个月的内外调整沟通，失眠的情况渐渐减少。

这正是，心病还得心药医。这药就是超药物的心神得宁！

★ 医生赠言：不要总是追求完美

“春有百花秋有月，

夏有凉风冬有雪。

若无闲事挂心头，

便是人间好时节。”

在人生道路上，诸事都不能恋战，不要追求完美，要“见好就收”，实现 80% 的效果就算成功。完美主义是人生中的“定时炸弹”，要时刻排除，否则它会毁掉你的一切！

“最好”很有可能是“好”的敌人，“完美”一定是“美”

的拦路虎。

不要过早认为，抑郁与我无关，只有失恋、失业才会有抑郁症。其实，抑郁症非常普遍，各行各业都有，甚至富贵人家和成功人士还更容易患抑郁症。

◆ 知识链接 1：警惕“心理感冒”

据调查，普通人群中抑郁症的患病率为 3% 以上，患病率之高，有点像感冒，所以有人把抑郁称为“心理感冒”。

你如果经常失眠，你还不要过早地说：“我很愉快，为什么会有抑郁症呢？”因为，抑郁不是普通的心情不愉快。抑郁情绪人人都有，抑郁是精神压力的反应，每个人各自的生活经历不同，对抑郁的反应方式也不一样。轻者自我调适即可，重者仅靠自己调整无法得到真正的缓解。

◆ 知识链接 2：看看你是否有抑郁的迹象？

初起不会出现失眠，只有疲乏无力，对一些事情信心不如以前足，对少数事情感到不顺心。

以后逐渐出现情绪不好，易生闷气，或不想参加集体活动，喜欢一个人独处；进而完成一般工作也感到吃力；再进一步会出现生活中快乐、欢笑渐渐减少，学习、工作都感到是一种负担，勉强去完成。总之，自己都觉得“活得很累”。

如果出现上述这些表现，说明抑郁症正在悄悄地向你靠近了。

抑郁症发病轻者，可有失眠、多梦、沉默寡言、食欲减少，或有轻度头重、头晕、头痛，全身游走性疼痛等。

病情较重时，可有严重的失眠，想得很多，甚至出现妄想、幻觉、消瘦，性欲从下降直到完全丧失，全身虚弱无力，心前区痛闷，腹部胀满疼痛，时轻时重，舌苔厚腻，口干口苦口腻，不舒服等。并有自责自罪、怨天尤人、酗酒、绝望、悲伤不安等，甚至产生自杀念头。

如果还有婚姻不满意，工作有挫折，升学晋升不如意，亲友离别或亡故，或自己久病、重病多处求医难愈，或商业竞争失利，或有事业成败所带来的压力和责任等因素存在，出现上述种种迹象，说明你应该去医院看医生了。

如果到内科多方检查没有发现明显的器质性病变，说明这种失眠、多梦很可能与抑郁有关，应马上看心理医生。建议整合中医理念加西医的方法，中西互补，效果最好。

◆ 知识链接 3：抑郁症自我调适方法

● 在医生指导下，用中药加超药物疗法，再加少量调节睡眠的药物，不要误认为心理问题可以完全不用药。

● 不要放弃做一些自己力所能及的事情，尽量做到作息规律化。

● 不要放弃你正在进行的工作与学习，绝不要辞职或退学。

● 打扮你自己，改善自己的心境、衣着、仪表，走路尽量给人精神百倍的感觉。

● 每天学点新东西，如做些舞蹈动作，唱几句歌，写几个字，画一幅画。想做就去做，绝不后悔。

● 反复回忆体验你曾经辉煌的过去。

● 多与年轻人交往，因为年轻人开朗、信心十足。

● 多参加集体活动。

第 2 章
让你一觉睡到大天亮

一、该睡就去睡 自然能安眠

大多数失眠的人，有的是暂时的，有的是反复的，时而睡眠很好，时而又睡不着，也有的很顽固。他们都有一个共同的心理负担，即对自己的睡眠问题担心、恐惧、害怕，整天都在为如何睡好觉想方设法，躺在床上“求睡”“强睡”。越强迫睡越睡不着，越睡不着越心烦，更睡不着，如此造成恶性循环。因为没睡着，所以天南地北地乱想，往事如云，甚至推测出失眠可能造成的严重后果，等等。

来到门诊求助的刘女士 40 多岁，也是多年来饱尝失眠之苦。她告诉王教授，自己经营一家小面馆，早上是最繁忙的时候，买菜、煮汤、准备佐料等。客人来了还要煮面、挑面、收钱。如果头天没睡好，头晕脚软，算错账少收钱是小事，有几次还被锅里的汤烫伤了手。

她因为失眠而开始恐惧夜晚。每到傍晚，就担心，晚上是不是又要失眠？要是在床上又睡不着，第 2 天又影响小店的生意怎么办啊？如果天天这样，生意做不成了，生活又该怎么办啊？越想越害怕，更加睡不着，甚至晚上不敢走进卧室。

王教授分析了她的状况，除了身体因素外，心神因素也不可忽视。王教授开药后，又开导一番，让她放宽心，不要害怕失眠，因为这种害怕的心理会加重失眠。让她以轻松心态去睡觉。4 周后复诊，刘女士说，中药加超药物疗心调节，睡眠状况明显改善。

确实，生活中，常常有失眠患者过度担心，反复问医生，我经常失眠会得精神病吗？我有老年痴呆吗？我这记忆力还能恢复吗？我这失眠多久才能根治？

门诊所见，许多失眠病人都是自己吓自己。失眠不可怕，可怕的是恐惧失眠，只要你随遇而安，不管它，今晚就一定睡得好。

二、心情一放松，多睡两小时

有人说，退后一步，海阔天空；宁静一时，全身轻松。有什么办法在现实的紧张生活中让你找到一份轻松呢？

曾国藩在总结前人睡眠的经验时说："放翁每以美睡为乐，盖必心无愧怍，而后睡梦皆恬……夜睡颇寐，当得一'松'字意味。"

◆ **调整放松法**

当你烦躁不安时，应该微闭双眼，做缓缓的腹式深呼吸，同时默念“静……松……静”，反复练习可以形成条件反射，有效地平息浮躁不安的情绪。也可以选一首你自己喜欢的悠扬古典音乐，如《渔舟唱晚》(古筝）能使你放松甜睡。

◆ **换位思考法**

那天，有个同事告诉我，她到酒店吃饭，遇到一个态度非常恶劣的服务员。只是，她说起这件事的时候，语气平和毫无愤怒，反而透露着那么一点点同情，让我有点摸不着头脑。于是，我好奇地问：“遇到这样的服务员，难道你不生气吗？”“不会啊，我为什么要生气？激动、吵架影响我睡眠。我反而觉得那个服务员好可怜！”她叹了一口气。

“可怜？为什么？”我越来越听不懂。“你想想，她的这种态度，肯定很讨厌自己的工作”，她说，“既然讨厌，却为了生存还艰难地天天做，难道不可怜吗？”

可贵的换位思考，宝贵的生活智慧！

如果有一个人或一件事让你愤愤不平，你应该换个位置，站在别人的立场想一想，他这样说，这样做，也许有他自己的理由，有助于理解、原谅他人的无奈与苦衷，也化解了你心中的怒气。

俗话说：“人上一百，形形色色。”不同的基因，不同的教育，不同的环境，不同的知识水平，不同的生活经历，人生中梦想“万事如意，心想事成”，完全符合我的意愿，是很不现实的，除了“大度宽容”之外，似乎别无选择。

◆ 科学工作法

量力而行，人生目标不要定得太高，抓大放小，集中精力完成主要任务，放弃一些相对小的事情；遇事当机立断，不要冥思苦想，左右为难，甚至把问题带到床上去。劳逸结合，拿得起来，也放得下去，严格划清休息与工作的界线。

◆ 家庭和睦法

【失眠门诊病例】

门诊来了一位中年男性患者，哈欠连天，没精打采。他说，近 2 个月都睡不好觉，有时是通宵不眠，安眠药也只能管较短的时间。问他是啥原因？开始他支吾不愿说，经王教授开导，他介绍了家里发生的事情。

小区楼下新开了一家小餐馆，女老板挺漂亮，他每次请客都去她那里。有一天，他又去了，女老板很热情，看了看他，羞涩地笑了。他老婆脸色当即“晴转阴”。回家关上门，第一句话大声质问道：“你们啥关系？跟我说清楚！”两个人你一句我一句争辩了半小时，他感觉很冤枉，老婆也很生气，自那天起他们都失眠了。

家庭是人生不可缺少的安乐窝。家庭不和，“后院起火”，工作、学习、睡眠都无法安宁。人们不良情绪的产生，多与家庭事务有关。

对于家中的“内部矛盾”只能本着“讲情不讲理，争输不争赢”的原则，进行巧妙处理，因为家务事常常是没有“理”可以讲的。

试试看，上述这些方法也许是有效的。

◆ 不要被失眠压垮了

【失眠门诊病例】

“王教授，救救我，我几天没有合眼了，快崩溃了！”一女患者焦急地走进诊室。教授说：“坐下慢慢说，别着急，给我说说有什么天大的事会让你睡不着？”患者噗嗤一下，笑了起来。

患者说，其实也不是什么天大的事，因为长期神经衰弱，梦多，经常自己服用安神片、顺气丸之类的，睡眠状况时好时坏。前几天因孙子的事与儿子起了争执，一气之下失眠了，现在胃胀、吃不下东西、心烦意乱、提不起气、入睡困难、梦多，感觉浑身上下不舒服，担心得了什么大病。

王教授对她说：“你确实不容易，生气是最笨的方法，用人家的错误来惩罚自己。如果因此而失眠，更是得不偿失。失眠看似小事，但有时可能带来很多意外的麻烦，不要被失眠影响生活质量。你年纪大些，遇事让一让年轻人，他们火气旺，退后一步天地宽，少些纠结，自然不会失眠了。”一番开导后，处方“香砂六君子汤加北柴胡、香附”十五剂，水煎服。同时，让她学习《心病条辨》超药物疗法的助人乐己法。

20天后，复诊反馈，喝了药加上心结疏解了，少生气，在家里有说有笑，睡眠状况也明显好转了。

◆ 世界上不存在通宵失眠者

在临床上经常有患者说，我昨晚一分钟也没有睡。说实在的，他曾经迷迷糊糊地睡着1～2小时，但他不承认，因为他的感受是昏昏沉沉如昨天一样。在失眠门诊治疗室里常见到这样的失眠者，我们给他做治疗以后，患者便呼呼入睡，而且睡得很香，做脑电波检测也证实他的确睡着了，半小时以后，我们叫醒他，问他睡着了吗？他说：“根本没有睡着。”

这是因为睡前，失眠者往往先对失眠发生恐惧，害怕今天又睡不着（正常睡眠者是不会想到这类问题的），并对已入睡的时间做出不正确的判断，或对头晕、头胀、耳鸣等症状体验产生错觉，认为，头还晕，肯定没有入睡等等。尤其是失眠者花在入睡前的时间和浅睡眠状态明显长于正常人，所以，这就是他们总觉得“没有睡着”的原因。

出现这种现象不是撒谎，往往是长期遭受不眠之苦的人，并与过多焦虑、心理承受能力差、生活琐事干扰难以摆脱等因素有关。患者需要配合心神疗法予以祝由疏导，睡眠障碍也就会迎刃而解了。

◆ 知识链接：注意！有的失眠是假的！

以失眠为主诉的人太多了，但有些人不是真正失眠。如何自我区别，到底是不是属于“失眠”？

1. 是不是有躯体不舒服引起的睡不着？如疼痛、瘙痒、胀满等。

2. 是不是有饮食不当的情况？如喝茶、喝酒、吸烟等。

3. 是不是在生活、工作和学习中有特别不顺心的事情，而处于焦虑、抑郁状态？

4. 是不是有严重的打鼾、伴有呼吸暂停现象。

以上有其中一条者，都不是真正的失眠，而是其他原因或疾病引起的睡不着。

◆ 失眠会直接影响身体吗？

人们担心失眠会伤害身体，这是不必要的。研究认为，失眠一般不会直接损伤人体的器官，失眠只影响精神的一部分。

总之，顺应自然，放心吧！没问题，失眠可以不用药而治愈！

◆ 睡多睡少没关系 只求醒后很轻松

在去年的同学会上，我遇见了多年不见的老师。我以为我认错了人，天哪，看上去酷似古稀老者，但他实际年龄才 55 岁啊！我心中充满了疑惑，是什么原因让他这么显老？

我特意与老师坐在一起，他说这一生三件事让他刻骨铭心，第一件事是金榜题名，第二件事就是小孩的诞生，第三件事就是缠绕他十多年的失眠。他说现在一想到睡觉就会提心吊胆。

十年前，为了房子、票子、儿子，变成“拼命三郎”，在学校身兼数职，下班后还在外兼职，回家写论文背教案，晚上只睡 4 个小时。多年奋斗终于完成了，现在才发现，不知何时患上失眠症。到处求医，中西药用了不少，却始终无法改善。他说，当今医学这么发达，怎么就治不了小小的失眠？

其实，对人体生命过程的研究，还有很多的未知领域。对于睡眠的研究，人类还知之甚少。

有一项世界性的调查表明，日本人是全世界睡眠时间最少的，但日本却是一个长寿国。睡眠时间短，并没有影响健康。平时我们见到有的人一天只睡了四五个小时，但精力旺盛，有的人睡十多个小时，仍然头脑不清楚，全身无力，这就是睡眠质量的问题。周恩来总理，多年来都是只睡 3 ～ 4 小时，但他日理万机，目光炯炯，思维敏捷，精力过人，这当中一定有值得学习的睡眠智慧。

◆ 知识链接：你该睡多久？

一般正常成人每天睡 7～8 小时就够了，不同的年龄阶段所需要的睡眠时间不同。婴儿每天要睡 15～16 小时；1 岁每天睡 12～13 小时；4 岁每天睡 9～10 小时；10 岁每天睡 9～10 小时；20 岁每天睡 7～8 小时；60 岁每天睡 6～7 小时。

三、赶走失眠　不畏惧！

那天失眠门诊刚上班，来了一位瘦高个子的女青年，24 岁，说话语速很快，面色潮红。她自我介绍说，从小就急躁好胜，高考时因发挥不好，只考上了大专，全家人都因此不愉快。当时就计划“专升本”。现在是读本科的最后一年，从区县到重庆准备考研。

她说，清楚记得第一次失眠的情景。在高考两天里，因为心里太想考上重点大学，压力很大，总在想考糟了怎么办？几乎通宵未能入眠。高考结束后，虽然睡眠恢复，但这次失眠的经历却成了赶不走的“阴影”。

从此，每次考试的前夜，她就担心睡眠影响考试，走进卧室见到床就紧张，担心当晚又睡不着。结果担心的事总是在发生，凡是第 2 天有考试或重要事情都会失眠。

在朋友推荐下，她找到失眠门诊，问教授：“过去因考试压力会失眠，现在我没有压力，仍然失眠，为什么呢？还能治好吗？”

教授耐心听着，不时作记录。“你说完了吧？听我说一说”，教授温和地对患者说：“你很担心，最担心的是今晚又睡不着，是不是？你静下心来想一想，当年你睡眠正常时，上床即睡，没有去考虑能不能睡着的问题吧？现在，只要你放下‘睡不着’这个心理包袱，失眠问题就会慢慢好转。”

教授说，每天睡前就这样想“管它的，睡不着没关系！”真正做到这一点，失眠就会在 1 个月内治愈。

“这么简单啊？”患者惊喜地看着教授。“我再给你开点中药，再加上超药物疗法，帮助你放下包袱，轻松入睡。但你必须按我的要求用药，并认真坚持体验（超药物疗法）。”教授严肃地说。

以后的 3 个月里，患者常来门诊与其他失眠患者交流经验，并阅读《心病条辨》等书籍，为新来的朋友作超药物疗法示范，鼓励大家，赶走失眠实际很简单！

★ 医生赠言：小心“失眠恐惧症”

这是一种典型的失眠恐惧症。自我暗示“今晚肯定睡不着！”加上“快点睡，快点睡着”的自我强迫，结果适得其反。如果放下恐惧，想着“豁出去了，今天晚上就不睡了”，也许反而睡着了。

第3章 安睡方法多 完全靠自学

一、睡眠不足因为忙，分段小睡精神爽

世界上多数人都忙，只要忙而不乱，巧妙安排你的工作与睡眠，对健康有益无害。有一种方法能解决因忙而少眠的矛盾，就是分段小睡法。

不少名人都很忙，但他们采用分段小睡法成功了。周恩来、丘吉尔、爱迪生、达·芬奇，他们都有在工作间歇、车上、餐后小睡的好习惯。

小睡不是打盹，因为打盹没有睡着，而小睡是指5分钟左右的熟睡，它能达到保护大脑、活跃思维、恢复体力的作用。

拿破仑，是众所周知的精力充沛的人，无论行军打仗，还是在高层决策会议上，他总是容光焕发，思维敏捷，从来不显疲惫。他唯一的保健方法是小睡，马背上、舞会中他都可以做到有5分钟的小睡。

酒井洋是一个科普作家，他提出“分段小睡法可以改变一个人的生活质量”。在推广这种方法时发现，

安排一部分应届毕业生在大考前小睡 5 分钟，使之精神、神经、肌肉得到短暂的休息，结果，有小睡的考生比那些焦躁不安、未小睡的成绩好得多。

分段小睡法，很受现代人欢迎，但在实施这种方法的早期很不习惯，如一合上眼睛，就睡过去了，很难在 5 ～ 10 分钟内醒来。解决办法是：

● 请别人或者用闹钟定时叫醒，反复训练，让你获得 5 分钟的睡眠周期的生物钟。

● 自我暗示，重复默念"5 分钟、5 分钟"。

● 任何时候只吃七八分饱，特别不宜多吃油腻或难以消化的食物。美国人玛耶是一位新闻记者兼编辑，整天忙于采访写稿，每天零零碎碎的小睡时间加起来也不过 4 小时，但总是神采奕奕，据说，她从来不吃得过饱。

● 一般说来，一天中能安排 5 次小睡，夜间哪怕只有 4 小时的长睡时间，也将使你生机勃勃，充满活力。

分段小睡能提高工作效率。美国波士顿大学安东尼教授在《打瞌睡的艺术》一书中说，很多大公司设有为分段睡眠用的"休息室"，或称"小睡房间"。分段小睡可能带来意外的收获。1865 年德国化学家凯库莱在行进颠簸的马车上小睡时，解开了苯的分子结构的难题。

美国短跑名将、三届奥运会金牌得主胡克斯，在比赛前夕，刚从得克萨斯州乘飞机赶到纽约，当晚仅在飞机上小睡了 10 分钟，可是在比赛中却打破女子 200 米世界纪录，全世界为之惊讶。

你或许有这样的感受，人们的成就感与挫折感直接影响睡眠。有成就感者心情舒畅，虽工作忙，少一些睡觉时间，但他们入睡快、质量好，依然精力充沛。相反有挫折感的人，心事重重，睡的时间比较长，但熟睡的时间不多，因此，整天想睡而不能睡，全身上下疲惫不堪。建议你试用分段小睡法，如：

* 午睡，加上夜睡。

* 午后小睡，加上晚饭后小睡，再加上夜睡。

* 特别劳累时只要安心睡 10 分钟，效果都会不错。

★ 医生赠言

不管忙不忙，都按时起床。

想睡就去睡，肯定睡得香。

二、深呼吸——一种入睡安眠的妙法

深呼吸，谁都会做，这种简而又便的方法有利于较快地进入睡眠状态。原因在于深呼吸，使呼吸的速度减慢，它可让你静下来。

《老子·十六章》说：“归根曰静，静曰复命。”在一天 24 小时中，什么时候最静？当然是睡觉的时候，安静地睡觉可以复命，即恢复生命的活力，让生命延续下去。

体育健身有两种运动方式，一种是有氧代谢运动，就是在不缺氧的状态下进行锻炼，如扭秧歌、散步、慢跑、健身操、太极剑、太极拳等；另一种是无氧代谢运动，其运动强度比较大，人体处于缺氧的状态，一般是呼吸加快，心跳过速，感到很累，如足球、篮球、排球、长跑、短跑的比赛等。

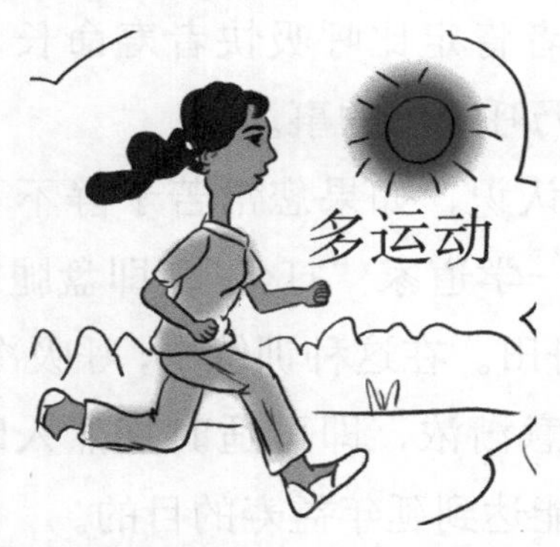

有氧代谢运动，对普通人健康十分有利，轻病人也可以用；相反，剧烈的无氧运动，令呼吸过度加快，不能改善心血管系统功能，还会增加负担，但很刺激，只适宜于青少年。

民间有人把寿命之长短，称为“气数”，死亡叫作人的“气数”已尽。其实，所谓气数是啥？就是个人一辈子呼吸自然之气的次数。也就是说，人的一生，呼吸的次数有一定限量，呼吸一次就少一次，呼吸的次数用完了，“气数”尽了，人就死了。

假如一个人寿命为72岁，正常人的呼吸每分钟按15次计算，每天呼吸数为21 600次，一年按360天计算，则每年呼吸次数是7 776 000次，72岁的人就是559 872 000次。这就是人一辈子的呼吸次数，也是一个人的“气数”。

大家都有这样的经验，烦躁、发脾气、生病的人一般呼吸急促，比较快；凡平静而健康的人呼吸从容和缓。呼吸慢者肯定比呼吸快者寿命长，这就是古人所说的：生死乃呼吸间的事。

基于上述认识，如果您常苦于静不下来而失眠或早醒，可以学一学道家“打坐”，即盘腿端坐，缓缓深呼吸，使气沉丹田。在这种训练中，呼吸次数明显减少，慢慢入静，睡意渐浓，即可适时安然入眠；通过这种宁静调息，还能达到延年益寿的目的。

三、午睡是种好习惯

◆ 孔明智慧，得益午睡

“大梦谁先觉，平生我自知，草堂春睡足，窗外日迟迟”这是刘备三顾茅庐时，诸葛亮午睡初醒时的诗句。一本《三国演义》，诸葛孔明妙计连珠，智慧过人，相传与他有良好的午睡习惯有关。

据调查，居住在热带或地中海地区的人，多有午睡的习惯，他们比居住在北美和北欧不睡午觉的人患冠心病的概率少得多。因为午睡能使人放松，减轻精神紧张所带来的压力，心脏血管也因此而舒缓畅通。

美国太空总署的科学家研究发现，24分钟的午睡，能有效促进飞行员注意力的集中。美国哈佛大学心理学家研究表明，午间小睡可以提神醒脑，让头脑休息“充电”，其效果相当于夜间数小时的睡眠，特别是脑力劳动者，午睡后工作效率会大大提高。

◆ 如何掌握午睡时间

德国睡眠专家研究发现，人们除夜间需要睡眠外，白天也需要睡眠，在上午9时、中午1时和下午5时，各有一个睡眠高峰期，因此，把午睡时间安排在中午1时是最恰当的。成年人每次午睡以15～30分钟最合适，如果午睡时间太长，反而会出现暂时的头痛、头晕、全身无力，这是“睡眠惯性”所造成的。

◆ 不可强迫午睡

睡午觉有益健康，但不是每个人都必须睡午觉，应该顺其自然，对想睡，睡后又觉得舒服轻松者才安排午睡。千万不要强迫自己午睡，切忌为了午睡而服用安眠药。

◆ 午睡的方法

● 养成每天定时定量的午睡，坚持不懈，以免打乱生物钟，反而影响晚上的睡眠。

● 因人而异，根据自己的职业、劳动强度和性质、个体差异、环境条件等制订适合自己的午睡计划。

- 饭后应休息 10 分钟后再睡。
- 注意避风保暖，特别是胃腹部的保暖，以免影响消化或受凉感冒。
- 与夜间睡觉一样，宜平卧睡，不宜在桌子上趴着睡，也不宜靠在椅子上睡。

四、静听蟋蟀叫，不困也能眠

周末进住郊外的“农家乐”，当夜幕降临时，房前屋后，“唧唧”声不断，那是早年在乡下听惯了的蟋蟀叫，这种轻微柔和的声音，勾起了童年的回忆，思绪在无边无际的飞扬……我体会到了自然入睡的舒畅，因为多年来我都靠安眠药入睡。

不少人的经验证实，聆听蛙鸣、蝉声、海边的涛声、森林中的鸟叫、松涛，或者秋雨连绵的“嗒嗒”雨声，都能帮助睡眠。

如果您睡眠不佳，可以在下雨时录制一盘雨声，在睡眠时播放，让这种自然和谐的音符伴随着你进入梦乡。

五、性爱，一种愉悦的安睡药

当你放下窗帘准备睡觉时，也许会担心，今天晚上是不是又如昨天晚上一样辗转难眠。其实不用多想，因为今晚上有丈夫陪你睡觉。

古人说："食色，性也。""饮食男女，人之大欲存焉。"适当的夫妻性爱生活，不仅对健康有益，而且对安睡有特别的作用。调查显示，成年人如果因某种原因，长期禁欲，将影响睡眠。因为性欲过于压抑，得不到释放，而频频冲动，中医称为"相火妄动"，欲火燥热必然导致心神不安，难以入眠。因此，专家们主张既不纵欲也不能禁欲。适时的、良好状态的两性生活对于防治睡眠不好、多梦、噩梦都是一剂"良药"。

美国生理学家曾经做过大量的调查，发现性生活不完美是一些人失眠的原因之一。当一个人正处于性欲旺盛时期而又长时间得不到性欲的发泄之时，神经系统便处于高度亢奋状态，焦虑不安、烦躁，于是失眠便接踵而来。性爱可使紧张激动的身躯得以放松。

当然，性爱也并非只就性交而言，夫妻间的相互抚摸，以及四肢的接触都有一定作用。研究表明，两性间裸露的肌肤接触，可以接通男女间的生物电，使电荷平衡，"阴平阳秘，精神乃治"，给人一种宁静、安全、祥和的精神安慰，在这种环境中，睡眠质量会得到明显提高。

六、一本枕边催眠书的功效

李老师从学生时期开始就患上了失眠的毛病。有一天，他又失眠了，无意识地拿到了一张过期的报纸，报上一篇文章映入眼帘，读下去吧，奇怪，还没看完就睡着了。

有了这一次体验后，他经常采用睡前阅报、翻书、看杂志的方法催眠，还很奏效。他的诀窍是，枕边书的内容最好是不感兴趣的书，或者是早已烂熟无味的文章。只有这类书和文章，才具有诱导安眠的功效。

七、夫妻分床利于眠

【失眠门诊病例】

何女士在一所中学教外语，学校早读7点必须到校。她的丈夫是公司老总，上班时间是上午10点半。两人不同的上班时间，逐渐形成了妻子早睡早起、丈夫晚睡晚起的不同习惯。

晚上10点妻子已经哈欠不断，昏昏欲睡，而丈夫还在电脑前浏览报表文件；凌晨2点妻子睡得正香时，丈夫才慢慢洗澡上床。早上6点半，妻子起床时，阵阵脚步声又惊醒了丈夫的美梦……久而久之，正常的睡眠生物钟被打乱了，他们都患上失眠症。

其实，他们只是睡眠类型不同，妻子属于早睡早起，习惯白天工作的“百灵鸟型”；而丈夫属于晚睡晚起，喜欢晚上工作的“猫头鹰型”，因工作关系造成的时间差，怎么办？建议采用分房分床的办法解决，以避免相互干扰影响睡眠。

此外，有科学家研究发现，女性独特的生理状况，如痛经、雌激素水平下降，以及停经导致的功能紊乱，最易引起失眠、多梦、发热、出汗等症状。这就是女性失眠比男性更多的原因之一。对于这种情况，除分床之外，通过中西医结合的药物，加上耳穴（参见本书穴位视频）、针灸、心理等综合治疗，会很快得到缓解。

★ 医生赠言

一个女人撑个家，

衣食住行全靠她。

赶走失眠多快乐，

健康美丽一朵花。

八、学会放心能安睡

【失眠门诊病例】

汪女士是企业职员，上高中时因功课繁重而失眠，参加工作后也经常睡眠不佳，常深夜 3 点还睡不着。刚有睡意，已是早晨 6 点多，可以睡一会儿，但害怕上班迟到，又不敢放心入睡。

失眠的折磨，使 30 多岁的她看上去 40 出头了。她是一个要强而细心的女人，这些年来，为了睡好觉，晚饭后除了看《新闻联播》之外，不敢看电视剧，害怕电视里的故事情节影响睡眠。她不打麻将，不参加同事间的聚会，听别人说，有许多安眠方法，如定时上床，睡前散步、搓耳朵、摩脑袋……都照章行事，到医院心理科，服用百忧解、思诺思，可依然失眠，并有加重趋势。

她到失眠门诊时，自称“通宵无法入睡”，并带来了一叠检查化验单。教授一看，除有轻度浅表胃炎外，其他并无异常，但她却双眉紧锁，满面愁容。

教授听了她的倾诉后，没有开药，只是建议她当晚在家里，一分钟也不要睡，真正体会一下通宵失眠的滋味，并告诉她，如果实在疲倦也可以去睡一下。

回家后她遵照教授的嘱咐，做了家务，看了电视，到邻居家串门聊天……到了夜里 12 点感觉疲倦，去睡吧！殊不知这一睡，第 2 天 6 点才醒，失眠的滋味没有体会到，久违的酣睡，让她懂得了失眠甚至可以不药而愈的道理。

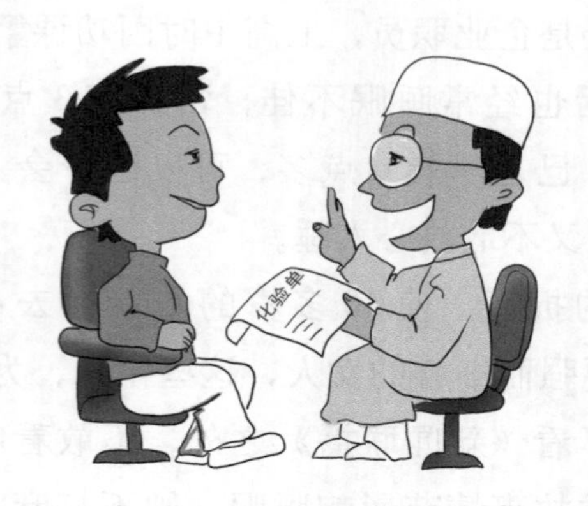

这个病例的关键之处，在于当天晚上她压根儿就没有打算睡觉，因此没有睡眠问题的压力和恐惧，所以轻松入睡了。

很多人都有失眠症，不容易根治。有的人反复失眠，时好时坏，长期用安眠药让人担心，甚至恐惧药物的副作用。其实多数失眠的人完全可以不用药，也不需要去买什么助眠仪等，只要按如下方法做，就能睡好觉，不信你试试。

你有这些担心吗？

● 担心自己因为睡眠不好损害你的记忆力，影响学习成绩，影响工作能力，甚至害怕发展成老年痴呆。

● 担心失眠会让你衰老更快，影响你的容颜和美丽。

● 担心长期睡不着会发展成精神病。

● 担心偶尔睡眠不好会使血压升高，心脏病发作，溃疡病恶化吗？

● 埋怨白天工作中的差错，同事间的顶嘴和莫名其妙的不愉快，就是昨夜睡眠不好引起的。

● 你相信那些关于失眠危险的夸大宣传吗？

如果有，都是多余的，因为睡眠不足并非导致上述问题的直接原因，你放心好了。只要你真正做到放心了，“天塌下来，还有高个的人顶住！”不要管那么多，自然就不失眠了。

◆ **知识链接：你在跟自己较劲吗？**

● 你认为每天必须睡着 8 小时，差 30 分钟也担心影响健康吗？

● 你是不是总和老公（老婆）或者亲友比，因为他（她）们每晚 10 点半上床，15 分钟入睡，早上 7 点起床，而且夜间也少醒。

● 自言自语，可能我今晚又睡不着？

● 不困也按时上床睡？

● 睡不着，躺在床上千方百计强迫自己入睡？

● 一进卧室，一看见床就会紧张、恐慌吗？

● 每天无时无刻在想着“我必须睡着！”

★ **医生赠言**

睡眠时间的多少没有“标准答案”

“人与人不同”，这是个体差异决定的。每个人对睡眠的时间长短、睡眠中的质量要求是不一样的，因为不必过于较真，也不要太死板地追求睡多少时间，达到什么标准。

睡眠时间是没有“标准答案”的，何必一定要达到一个标准呢？

九、别把失眠归咎外因

● 你把楼下的狗叫作为失眠的主要原因吗？

● 你把闹钟的声响当作一种负担吗？

● 你怀疑是某病复发影响睡眠吗？

【失眠门诊病例】

刘女士饱受失眠之苦。走进门诊就唉声叹气地说："我这病是治不好了。总有很多事来干扰我的睡眠！"她告诉教授，10年来，每天都睡不好，而失眠的原因各种各样。有时是跟爱人吵了架，生了气，在床上越想越气睡不着；有时是在单位受了委屈；有时是楼上的脚步声影响；有时是窗外的摩托车经过；有时甚至是棉被厚了，不舒服，也失眠。总之就没有睡得舒坦的时候。

教授分析后说："你这种失眠，有很大程度来自于心理因素。你过于敏感，虽然身体睡到床上，但心却静不下来,所以才去关注外界的声音。外界安静的时候，你脑子也停不下来，又去回想白天的事。所以，除了中药外，自我心理调节也很重要。"

教授开了中药处方，同时也用了超药物疗法。2周后，刘女士复诊时开心地说："情况好转了，过去是天天睡不好，这2周，有8天睡得好，没有失眠。"

事实上，像刘女士这样因为心理因素失眠的不在少数。她们总是找外界的原因，而忽略了自己内心的安宁。俗话说"人穷怪屋基"，贫与富，与人的勤奋和能力有关，怎能怪屋基不对呢？失眠者过多把原因归于环境因素，甚至怀疑自己生了什么病。倘若别人在同样环境中能睡着，就应理智地检查自己的心态。只要心境平和，宁静愉悦，就能不药而眠。

十、适应环境是上策

古人说："物竞天择，适者生存"（《天演论》）。这个"适"字很重要，每一个人的周围都是复杂多变的，环境五花八门，人物性情各异，天气阴晴难料，只有努力地去适应才会生存得更好！有人说过，"努力改变自己者是神，妄想改变别人者是神经病"，细细品味这句话，道出了适应的重要性。

在门诊经常有失眠患者抱怨环境不理想，如：楼下集市或马路噪声、工地施工、病人呻吟、邻居干扰等，认定是影响睡眠的唯一原因，把责任全部推给环境，似乎把环境改变了，睡眠障碍就解决了。

宋代蔡季通《睡诀》说："先睡心，后睡眼。"先让自己心境安宁，然后自然闭眼入睡。安宁与环境有一定关系，但不是主要的。

我们每一个人都有自己一定的生活和行为节奏，但人们始终生活在社会大家庭中，一味寄希望于改变客观环境是不现实的。假如高速公路已修在你的住宅旁，难道会因为你的睡眠而改道吗？

因此，首先应该设法适应环境才是上策，在充分了解自身特点的基础上，面对自己不能控制和改变的环境，适当改变自己传统行为和习惯，将有助于摆脱压力，像大多数人一样，早日实现安睡的目标。

十一、绿树丛中更好眠

如果你长期住在城镇，每天与电脑、会议、人群和汽车打交道，两眼所见多是钢筋水泥，少有绿树与草丛，白天工作忙于奔命，回家好像泄了气的皮球。心累、体累，可是怎么也睡不着，头皮发紧，头痛头晕……这是长期紧张情绪造成的！这种失眠就有一种不用药的方法可治。那就是——每周抽一天时间，到郊外、到山上、到长满绿色树木草丛的地方去，多去几次，失眠就会不药而愈，因为“森林浴”，可以缓解紧张情绪，利于睡眠。

日本森林疗法研究会的实验表明，在林中漫步、坐卧，即进行所谓的“森林浴”，确实能缓解人的紧张情绪。据《日经产业新闻》报道，专家们在 20 年前便开始提倡“森林浴”，但这种缓解疲劳法的效果一直缺乏科学数据支持，用实验证明“森林浴”的作用在日本国内尚属首次。

实验由森林综合研究所的宫崎良文等人主持，时间为 7 月下旬，地点是千叶县的森林和日本铁路千叶车站前，对象是 20 ～ 30 岁的男性。参加实验的 12 个人被分为两组，一组先在车站前生活一天，然后再到森林里生活一天，另一组实验地点顺序则正相反。

在实验中，研究人员测量了这 12 个人的脑部血液流动和唾液中表示精神紧张的激素——皮质醇的浓度变化。结果发现，人们在进行“森林浴”时，唾液中的皮质醇浓度显著降低，大脑中负责思考和记忆的部分额前叶活动比较沉静。这表示在“森林浴”时人的紧张情绪确实得到了缓解。

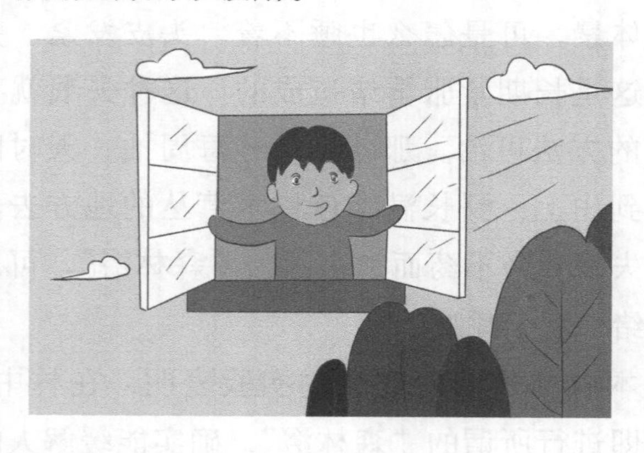

十二、无师自通的安眠法

你必须首先相信如下的这几个方法，然后再老老实实去做。

- 不要害怕。睡眠主要受自然界白天与黑夜节奏的影响，偶然失眠没有关系，瞌睡它会自己来的。有的人初次失眠，就紧张起来，对睡眠问题过度关注，以至于有意识地过细地去体会失眠给自己躯体或心理带来的不舒服，如：乏力、头晕、无精神等，其实这些现象正常人也有，有时 10 分钟就过去了，一般情况下昨天没睡好，今晚常常会睡得很香。

● 确信依靠自己的心态调整能够赶走失眠的阴影。有的人在用了药物或仪器等助眠方法效果不理想时，就失去信心，想到睡眠就害怕，怀疑睡眠无法得到改善，背上沉重的心理包袱，其实，失眠不可怕，可怕的是被失眠吓倒了。

● 你“自己对得起自己吗”？有的人对自己过于苛刻、严格！在社会上，人际关系、人生目标的计划上，标准太高，眼高手低，自我设计不灵活，导致同事关系紧张，自己感到压力重重，每做一件事力求十全十美，总想得到别人的认可，看着别人的眼神过日子，特别在乎别人对自己的评价，缺乏自我赞赏能力，自己责备自己，自己对自己不满意，这就是人们常说的“活得很累”，这是自己对不起自己，每天带着思想包袱上床，你能睡好觉吗？

★ 医生赠言

天生我才必有用。

相信自己，你就是优秀者。

中华民族传统讲“仁爱”，首先要爱自己，然后才谈得上爱他人。

做到上述几点，轻松入睡无烦恼！

十三、耐心——一剂安睡的良方

等待、不急的心态其实是一种素质和智慧。有人说“耐心是一种财富”，我说“耐心可安眠”。

很多年前，有人做了一个实验——给孩子们两个选项，一个是他能立即享用一颗巧克力糖，另一个则是他要独自等待30分钟，到时可以得到两颗巧克力糖，二者只能选一。

实验后来发现，那些能等待得到两颗巧克力糖的孩子，成年后人生更成功，而且睡眠正常，学习成绩更优秀！这个实验学术上称为“延迟满足”，其实就是我们通常说的对眼前诱惑的忍耐力。酿酒师就是忍耐能力突出的一群人，因为酒的酿造需要繁复的工艺，发酵、储藏都要有时光的打磨，耐心是必不可少。在我上中学的时候，隔壁就是一个酿酒作坊，每天早晨天不亮酒香热气常伴我睡懒床，酿酒师们早睡早起练就他们强壮的体格，耐心等待的心态。

美国经济史学家格雷戈里·克拉克，他解释东亚奇迹时认为，中华民族经历了比西方更漫长的精细农耕，耐心环保，人口高密度的压力，培养出举世无双的按时作息，耐劳安宁的精神。就在睡眠问题上，一百年前，东方比西方的状况好得多。当西学东渐，西方的浮躁、高速、掠夺、横行理念打破了宁静，让睡眠也成了东方人难以解决的问题。

我们在日常生活中，看见许多人经常着急，一件小事不如意，暴跳如雷，一遇灾害恐惧悲伤，偶有病痛就焦虑抑郁……其实，世上没有过不去的坎，拖延一会，享受等待，一场美梦，春暖花开！睁开双眼，新的一天如期到来！哈哈！昨晚又没失眠。

现在的世界什么都动得快，开车要快，不然会堵；生活节奏要快，不然会迟到；晋升要快，不然会居于人下；攒钱要快，不然会喝西北风；计算机运行要快……竞争的社会你慢得下来吗？能够修炼出耐心的心态是一种能力！耐心地对待一切，我看，入睡就很容易，而且不会惊醒早醒！

同行的竞争，商界的盈亏，人际的纠葛，老板的冷眼……表面上是一桩桩火烧眉毛的大事，如果放在历史的长河中，放在宇宙的时空中，放在自己健康第一的天平上，都算不了什么大事。

生活中是否能够多一点包容等待，关键不在你住在什么地方，也不在于你拥有什么工作，而是看你有没有良好的心态。心情好的时候，不论住在农村还是闹市，都可以有一个宁静的甜睡。如果内心乱作一团或因事而浮躁不平，则任何村间小屋或湖边别墅都不会使你恬静而安详地睡下来。

★ 医生赠言

勿做“忧天”的“杞人”。

凡是失眠者，都静不下来，原因是一个人的野心、花心、嫉妒心、贪心等，都是扰乱耐心的敌人。

我们来人世间走一圈，每个人没有理由不去享受你的每一天，人生苦短，过一天少一天，为什么不多点耐心呢？不要做“忧天”的“杞人”，其实天根本塌不下来。

第 4 章 经常睡不着 非药物助眠很有效

按压穴位治失眠

选择位于耳廓上的穴位，主要有神门、心、皮质下、交感、内分泌、枕、垂前、神经衰弱点等穴位，如精神不振，性功能下降配肾穴；烦躁易怒配肝穴；心中空虚，无端害怕配胆穴；胃胀胃痛，食欲不好，配胃穴。

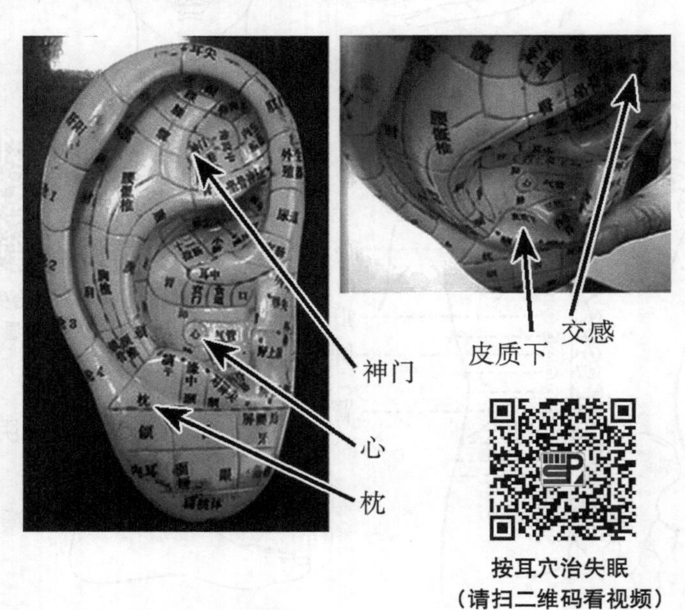

按耳穴治失眠
（请扫二维码看视频）

每次选 3 ～ 4 个穴，用王不留行籽，每穴用胶布压一颗，左右耳交替，每周换 1 次，用手轻捏按王不留行籽，每天按 3 ～ 5 次，以对穴位产生刺激。

另外，按摩穴位也能帮助睡眠。在印堂、百会、神门、足三里、三阴交、内关、血海、太冲、太溪、涌泉、心俞、肝俞、脾俞、肾俞等，采用搓、揉、点、按等方法刺激穴位，以有酸麻、胀感为度，一般 20 ～ 30 次，每晚 1 次，睡觉前半小时进行。

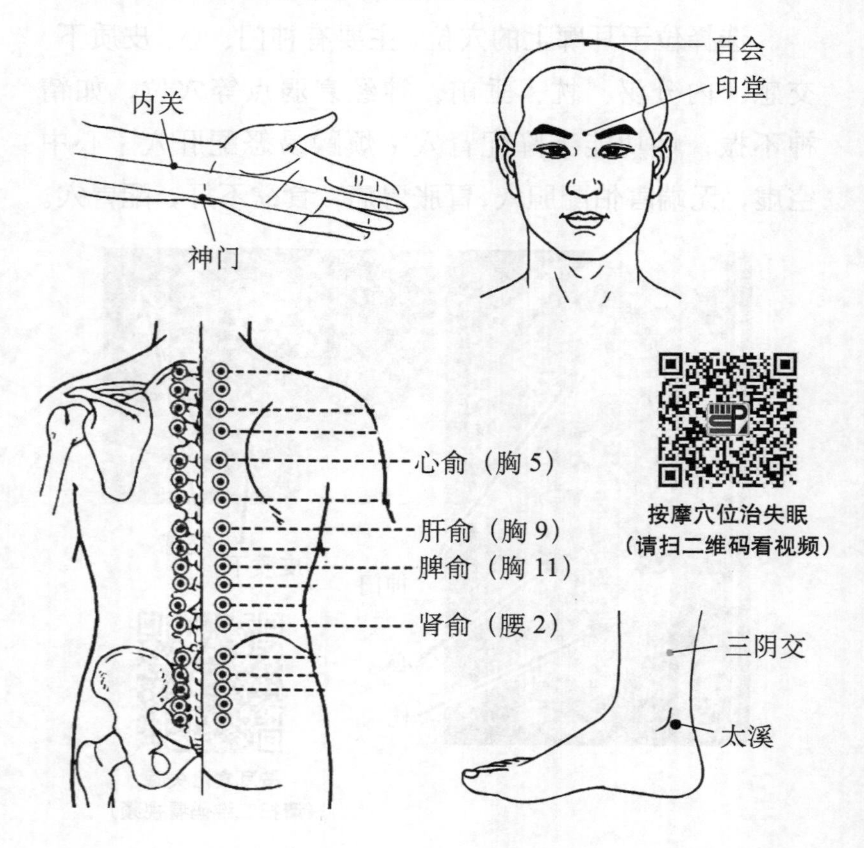

◆ **掐神门**

用手的拇指尖，掐住对侧的神门穴（位于掌侧横纹的尺侧端凹陷处）上，手指适当用力，掐压神门穴0.5～1分钟，双手交替进行。可镇静安神、宁心通络。

◆ **揉按风池**

坐于床上，将两手拇指分别按于同侧风池穴（位于颈后枕骨下，两筋外侧凹陷中）上，其余四指附于头部两侧，由轻至重揉按0.5～1分钟。可疏风清热、镇静安神。

◆ **搓揉腰部**

坐于床上，将双手手掌分别放在腰部两侧，适当用力做从上到下搓揉动作0.5～1分钟。以腰部微发热为好。可强腰壮肾、活血通络、安神宁心。

◆ **静心观息治失眠**

心最宜静。诸葛亮说："宁静以致远。""宁"是宁心，宁静就是心静，心能静下来，生命过程才能更久远。苏洵《心术》云"为将之道，当先用心……一静可以制百动。"

心静而不是寂寞，平时做一件事，心无旁骛，寄托在所做的事业上，即是"守一""笃诚"的境界，内心无法按捺的职业热情也是一种动态的心静。

什么方法能让您心静，其实很简单。坐，静坐是最好的方法。坐下，是入静的第一步。只坐不静，徒劳！

儒家提倡静坐，静坐要省察克治，静坐能使心清静收敛，从而克服自我私欲产生，通过静坐能顿悟明心见性。当然，我们坐其位、静其心就行了。不能刻意去追求静，刻意去追求，心就已不“静”了。

如能在最杂闹的地方，听到自己的呼吸声，只要3分钟，这静心的效果比睡一小时好得多。据说，达摩祖师在峨眉山入静时，能听到阶下蚁斗之声。

找一个相对清静的地方，平静地坐下来，或平躺在床、沙发或椅子上，平卧、侧卧均可，以自己舒适为好，胸腹部盖上软被，以免受凉。此外，打坐、练太极、五禽戏、八段锦、钓鱼等也可以。

先自主安静，万事暂不去想。调匀呼吸，闭上双眼。1分钟后开始关注鼻孔之呼吸气流，体验鼻中气流经过人中的温度与速度。不必数一到十，只是用心去体验自己的气息。初练时，常常杂念频生，没关系，到一定时候，只要杂念不生，多在3分钟之内入静，有的人睡着了，有的人虽然未睡着，只要心念牢牢地关注呼吸，就一定能成功达到心静。这里说的心念专注地看住呼吸，是自然的、轻松的，不可强迫捆绑，如有“赶快入静”的意愿，那就错了。因为，这种安静是无法培养与说教的，刻意去静心，只会让心变得僵固。要放松身心，保持平和的心态，顺其自然。

中医师为啥多长寿？主要是中医看病，专注切脉，闭目静心，不仅能感触脉象的硬软快慢，血流快慢急徐之势，而且听得见脉搏跳动的声音与力度！其静如此，怎不养心？！

修炼静心观息法，时间半小时左右。

功能：增进身体健康，增强智力和认知能力。少数人甚至获得常人不可企及的能力，多数人有改善睡眠、头脑清醒、记忆增强的作用。

◆ 聆听音乐治失眠

音乐与人类健康的关系非常密切，音乐自古以来就是一种具有强烈感情色彩的艺术，尤其是在一些歌剧音乐、舞剧音乐以及抒情小曲中，音乐的感情极为丰富，诗人白居易就是在音乐的感动下写下了“座中泣下谁最多，江州司马青衫湿”的名句。

随着科学技术的发展，世界各国的一些医生和音乐家，不断探索音乐与人体生理和心理健康的关系，研究音乐对人体组织器官的影响，音乐对心律、血压、肌肉力量的影响。医生和物理学家在医院做过许多试验，认识到什么样的节奏能引起人们的兴奋，什么样的曲调能催眠。

国外医学家曾对 20 世纪末以来世界著名音乐家的寿命进行统计，发现乐队指挥和大部分弦乐演奏家的寿命都高于普通人，说明音乐对许多老年病症具有良好的治疗作用。试验还证明，常听音乐的婴幼儿心理紧张减少，体重增长较快。多听音乐可以促进右脑的记忆功能，可以把某些已经遗忘的经验知识重新回忆起来。目前，国外对于音乐与人类健康的研究更加深入，在临床应用上也趋于成熟。

值得注意的是，不管听什么乐曲，时间不要超过1小时，听一会儿，休息一会儿，音量宜小不宜大，乐曲应该多种，以免重复生厌，尤其要注意因人而异，选听自己偏爱的乐曲，多听几天，逐渐熟悉，慢慢就会成为催眠曲。

常用的镇静安眠的乐曲有：《良宵》《二泉映月》《平湖秋月》《烛影摇红》《仲夏夜之梦》《月光》《摇篮曲》《军港之夜》《春江花月夜》等。

★ 医生赠言

睡前三步曲

第一步：在夜间9:30—9:40，刷牙洗脸时，播放《高山流水》（古筝），三遍。

第二步：在9:40—9:50，烫脚洗脚时，播放《渔舟唱晚》（古筝），三遍。

第三步：在9:50，上床卧下，播放《良宵引》（古琴），三至五遍，停放，安睡。

◆ **助人乐己治失眠**

帮助别人，不是为了当模范，更不是为当圣人，而为了让自己快乐！

每一个人身边无时无刻都会有值得我们帮助别人的时候，举手之劳，别人获益，口碑点赞，自己会很快乐，这种快乐对健康有益，对疗心病有效！

中国传统有“严以律己，宽以待人”的美德，“大度包容”是一个人素质的综合体现，有这种高尚的情操，即使对伤害过你的仇人，当他需要帮助时，你如果不计前嫌，伸出援手，更能令你快乐，被助者也更加会被感化！

有一项美国的研究发现，在老年女性中，无是否感到被人原谅，只要她们原谅了别人，诸多心神疾病（失寐、焦虑、烦躁、抑郁等）症状就会明显缓解。

◆ **催眠疗心治失眠**

催眠法（又称催眠术）是让你昏昏欲睡吗？不是的。通俗地说，催眠法是一种改变心神状态的体验。它的作用是帮你淡化困扰，树立信心，让你活得更轻松无忧。

也许你仍然未懂催眠法的意义。

你知道《三国演义》的“空城计”吧！诸葛亮坐在城楼上轻松地弹琴，城门洞开，连百姓也不慌张。然而兵临城下的司马懿，很想抓住机会，破城取胜，几次他听诸葛亮的琴声，看城楼幽然清静的状态，都让他冷汗直冒，埋伏、陷阱，以及全军覆没的后果彻底打垮了他的心理防线，导致他掉转马头，夺路而逃，慌乱撤兵，踩死自伤不计其数。这是古今传颂的成功催眠应用实例。诸葛亮太了解司马氏谨慎、多疑的心神毛病，于是编织了一个催眠兵法，配合悠扬的琴声，对司马氏是充满杀机的，扰乱其心神，让他深信有伏兵的心病暴发。

其实从司马懿看到城楼那一瞬间，催眠就开始了，他再多次试图跃马攻城，情境仍未变，则将他带入了深深的催眠中。

医生通过心病患者的个体辨证，编造特殊情况，使患者身临其境，产生心神或行为的改变，可以达到心病缓解或痊愈的效果，这也是催眠法的应用。

在我们日常生活中，如电话销售中、网络销售中等，都有催眠术的运用。

◆ **书写静心治失眠**

当你心烦意乱、精神紧张，或自己感到工作学习的压力大，身心都累，不妨停下来，工整地抄录一段诗歌或美文，慢一点，一笔一画，写清晰即可，写得不好也没关系。一般只需10分钟即停，每天坚持1～2次，你会发现，书写时你的心暂时宁静了，不那么累了。

如果有那么一点心情，临摹一种自己喜欢的字帖，效果更好。

选欧阳询、虞世南、褚遂良、颜真卿、柳公权的字帖，楷书，端正工整，结体严谨，方正稳健。书写时应该端坐沉着，一丝不苟。写楷书对忙碌焦躁易怒者有镇心安神的作用。

行书，选王羲之《兰亭序》、黄庭坚《松风阁》、米芾《蜀素帖》，字体灵活多变，自然随意，利于心情不快、抑郁焦虑者，有疏肝理气、怡情畅怀的作用。

草书，选张旭《肚痛贴》、怀素《自叙帖》、孙过庭《书谱》、祝允明《赤壁赋》、文徵明《滕王阁序》，体势奔放，利于阳虚阴胜、嗜睡乏力、兴趣失落者，有振奋精神、通阳壮胆的作用。

◆ 祝说疗心治失眠

祝由心理咨询语言暗示，这是一种医患语言交流与咨询的方法。说什么？如何说？《灵枢·师传篇》记得很清楚，“告之以其败，语之以其善，导之以其所便，开之以其所苦。”即医者要用通俗生动的语言告之患者疾病的成因、病变机制及其危害，鼓励患者树立战胜病魔的信心，配合治疗，指出疾病向愈可能，清除苦恼与恐惧。具体方法医生可据患者的病证辨识，制订一些个体化的方法。

● 以情胜情法：如果患者忧思伤脾，食不知味，胃胀胃痛，可采用激其发怒的方法，以怒胜思，脾病失眠因而得救。

● 情感转移法：此法是针对因过度纠结某事或某人，导致心神疾病所采取思绪转移的心病治疗方法，如情感转移、注意力转移、意念转移、疼痛感转移、瘙痒感转移等，劝导患者减少一人独处家中看电视、看手机、玩游戏的时间，多参加集体活动、多与亲友交往，或多一些外出旅游等，以转移心神的专注点，达到移情畅情，安静睡觉之功。

● 劝导释疑法：通过语言或生动的故事，甚至设计特殊环境进行暗示，解除患者过多的怀疑、猜测或担心，以治疗穷思竭虑、偏执强迫的失眠。

● 顺意从欲法：古人云"以善和人者，谓之顺。"方法是因势利导，顺应患者意愿欲求，先给语言与情绪上的满足，让患者接纳认同医者的能力。然后认定一个共同的适度目标，放弃过去非理性的强求，以减轻紧张与压力，改善睡眠状态，恢复自我快乐感受，获得生活与康复的信念，增加积极向上的主动性。

◆ 却忙正心法

很多人埋怨自己太忙，忙得没时间想一想，"我姓什么？"

其实"忙"与"闲"只是人们自己的感觉，"没时间"那是世上最为可耻的谎言，每个人每天都拥有满满的 24 小时，没人会少一秒，世界上最平等的只有一种那就是时间。

的确，有些人匆忙从办公室冲向健身房，叫外卖、再去吃晚餐，三餐吃得唯恐不营养，害怕活不到一百岁，到了晚上 12 点，还有手机、电视没看……甚至骄傲地炫耀自己忙碌不堪的日程安排。

每件事情都重要，忙碌的人主要是分不清轻重缓急，没有自我所以瞎忙。“忙”字是一个竖心加一个“亡”字，其意是亡掉了自我的“心”，心神都没有了，这全身怎能平安呢？忘记了除了工作还须睡眠，故很多疾病的治疗都需要“却忙正心”。

避免忙碌并不容易，尤其是在浮躁的社会环境中，工作单位、家庭生活、学习、考核、晋升、生病、人际关系的不顺……每个人都会面临。怎么修炼才能虽然事多，但又不会觉得忙呢？

这就是却忙，是“修身”，治本在于“正心”，“忙”是因为失落了自我之心。

对于生命过程，人之身只是一个躯壳，只有暂时的使用权，人之心才是真正的生命之我。正如曾子在《大学》中说：“所谓修身在正其心”。根本在于心不健康，心神正平，关注当下，少为过去和将来而纠结，今天集中精力办好一件重要事，其他是相对小事，放一下明天再说，就不会忙得一事无成了。

◆ 甜睡疗心法

子夜睡好觉，健康最需要。睡眠对维持生命过程的重要性如同空气、水和食物一样，必不可少。正如达·芬奇说："人生第一道美餐就是睡眠。"它能治疗很多心神疾病。

甜睡、深睡，指质量很高的睡眠，睡后全身轻松，精神百倍。

睡觉人人都会，不需要学习，看看婴儿，从来没学过睡觉，一天能睡20小时。为什么世界上有那么多人睡不着呢？原因就是心未静，这是一种心病在作怪，所以，失眠常因心病起，一场甜睡能静心，调整好你的睡眠，确是一剂治疗心病的良方。

◆ 如何才能睡得香甜呢？

● 每天睡眠必须守时。定时上床睡觉，包括夜间觉和午睡，保护自己健康的生物钟。因为睡眠受太阳、地球、月亮的公转磁场引力的影响，所以每晚10点到次日的4点，这一时间入睡质量最高，效果最好。

● 先睡心，后睡眼。闭上双眼，开始睡觉，这是睡个好觉的起码要求。但是，真正要达到高质量的睡眠，在闭上双眼之前，就要先静自己的心，因为心不静，东想西想，即使闭眼也很难入睡，更难睡得香。

● 睡前不能吃得过饱。"胃不和，卧不安。"肠胃不舒服常常是影响睡眠质量的罪魁，吃得过多，腹胀，胃痛，肚里鸣响，甚至嗳气冒酸反流，肯定会心烦难眠，即使勉强入睡，也会噩梦多多，醒来头晕不清，没精打采。

能促进睡眠方法很多，有时也是因人而异，你可以按自己的方法去体验，找到适合于自己的方法。

为了解决失眠问题，全世界科学家们做了多年研究，证实甜睡的确对诸多心病的治疗有益。研究认为，良好而充足的睡眠能保护元神之府（大脑），对焦虑、抑郁、阿尔茨海默症等这些中医心病有较好的治疗作用。

◆ 闲聊解郁可安眠

人们一般喜欢小道消息，"嘘——你知道吗？听说……"立刻有人把耳朵贴过来，这种闲聊口头传播速度快得惊人。

有研究发现，广交朋友，多参加集体活动，和陌生人聊天令人愉悦，练习主动出击，这是一种有效的安宁心神方法。

对于工作、学习紧张的人来说，找时间与同事、亲友、邻居，聊聊与你从事的专业与工作学习无关的话题，可以缓解精神压力，令人放松愉悦，利于睡眠。

人是群居动物，互相的语言、情感、肢体交流，十分重要。你看在农村，在小区，有不少老太，识字不多，但她们聚在一起，摆摆家常，一年四季，不管晴天下雨，都有那么多话可说，说得起劲时，常常嬉笑捧腹。这是一种健康心理精神交流。少了这种情感交流，长时间独处、看手机、看电视、玩游戏，久而久之，可能会诱发心神病而难眠。

◆ **学习舞蹈能安眠**

跳舞是世界各种生物的本能，有些植物也能随着音乐起舞。原始时期人类语言沟通能力较差时，就常用肢体比划的方式交流，直至今日，人们在演讲时也必须配合肢体语言，实际上，这就是形象的手舞足蹈。如今跳舞成了非常普及的民间活动，不论是交际舞、拉丁舞、街舞，或者是最流行的广场舞，都可以表达思想，抒发情感，跳舞有优美的动作，配上欢快有节奏的音乐，让你全身气血流通，精神振奋，心旷神怡，感受幸福！

舞蹈是优美的运动。我们通过肢体的协调活动，同时与他人互动交流，可以多一些社交，少一些孤独与寂寞。研究认为，在学习舞蹈的过程中能改善大脑的血液循环，改善认知记忆能力，具有镇静安神功能，可以缓解很多失眠者的痛苦和恐惧，提高睡眠质量！

当然，跳舞的时间强度要据自己的年龄、体力和兴趣而定，一般 1 小时左右，以微微有汗，舞后不累、不疲乏为度!

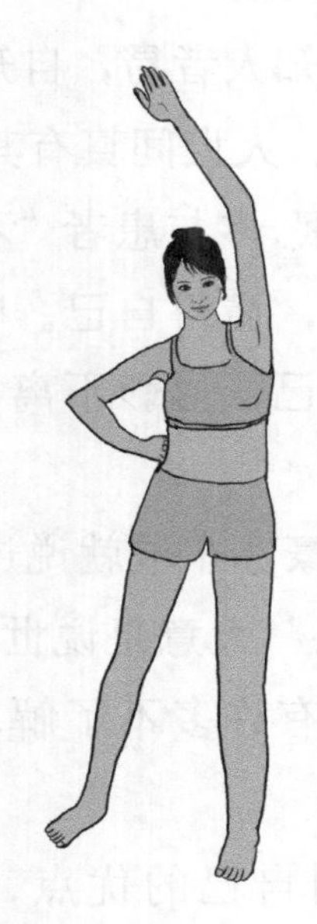

◆八段锦疗法

这是一种具有悠久历史的健身静心方法，如果坚持不懈，疗效明显。动作名称如下：

一、双手托天理三焦。

二、左右开弓似射雕。

三、调理脾胃须单举。

四、五劳七伤往后瞧。

五、摇头摆尾去心火。

六、两手攀足固肾腰。

七、攒拳怒目增气力。

八、背后七颠百病消。

◆ **学会自知疗治失眠**

古人早就说过："知人者易，自知者难。"还有"自知者明"的经验之谈。人世间真有其理。据临证所见，不少心神疾病以及失眠，多与患者"不自知"有关。"自知"就是要了解自己，懂得自己。听到此话有些人马上不高兴，认为我自己，形影不离，对我自己一定比别人更为清楚。

其实不然。大文豪苏东坡就说过："不识庐山真面目，只缘身在此山中。"大意是说世间的人与事，离得越近，越亲密，仍会有许多不了解，但离你较远的旁人反而看得更清楚。

多数人容易看到自己的优点，看不见自己的缺点，这就容易导致骄傲自大，总认为自己最正确，如此导致家庭不和、邻里吵架、同事关系紧张等，久而久之，纠结不解，就会成为失眠、烦躁等心神疾病的因素之一。

此外，有些心病患者没有自信心，过于悲观，这也是不自知，看不见自己的优势和希望，形成抑郁、焦虑等心神疾病。

还有些人过高估计自己的能力，把工作与生活的目标要求定得过高，苛求自己去完成，当完不成时又十分自责而苦恼，这也是一种不能自知的表现，常是许多心病之源。

正确的方法，是在平时的学习与生活中，应客观地评价自己，实事求是地认识自己，“人无完人”，每一个人都是既有优点也有缺憾的，你自己应该勇敢地去承认、接受。当你一时间看不清自己的时候，应该真诚地到亲友中去请求指点，有时别人的一句话，你便会豁然开朗，提高你对自己的认识。有了这个基础，再理智地去设计自己人生中的一切计划，这样会更加顺利、愉快和幸福！当然也可减少许多心神病的干扰。

◆**验案示范治失眠**

同病相怜，这是一种最普通的心神效应。在大社会里，有着相同经历的人，或出生地相同的“老乡”，都有一种聚合力。在医药界，患有相同疾病，或有着相似痛苦的人，他们之间感同身受，互相间必然有共同语言，信任度也比其他群高得多。常常有这种现象，邻居大妈一句忠告，比自家爸妈的唠叨、医者的嘱咐影响力大得多。

如果有一个失眠患者的成功验案，让他现身说法，声情并茂，把治疗过程、获得康复的感想说出来，可以给其他患者增强信心，教会他们方法和技巧，这也是一种不可替代的示范疗法。

在验案示范疗法实施中，医者先要查询有关病案资料，撰写验案文稿，要求详实、具体、有数据、有图片，并制作视频，配音解说。临床需要用时，医者应根据患者的病情、证型、年龄、性格、文化程度、生活经历等，进行个体化辨证选案，先用最适合患者证型的验案。在家人的陪同下，安排到超药物治疗室聆听演讲、观看视频。每次30分钟，每周2～3次，并让患者说说体会。

值得说明的是，演讲者（可以是医者）一定要具有较高的水平与素质，语言精炼而风趣。演讲的目的是为了与听者交流，不是灌输一大堆观念，因为观念永远无法改变人们的心，也无法获得真正的领悟。如果能让患者与家人在同一体验的环境中达到会心的交流，便可出现超越说教式的深度理解。

第 5 章
难眠可用药 求医细斟酌

◆ **不要过度依赖安眠药**

【失眠门诊病例】

“我今年 65 岁，被失眠困扰了 20 多年了！”周先生走进诊室就向王教授诉苦。

他说，这 20 年来的每天晚上，没有安眠药就无法入睡。现在已经形成对安眠药的严重依赖。

他还说，40 多岁时喜欢熬夜，当时不但工作到深夜，躺上床后还要思考白天的工作细节，看有无疏漏。躺上床后，头脑仍然停不下来，听觉异常灵敏，一点风吹草动都能听见，人很累，头脑却特别清醒。

清醒的状态一直持续到天亮，早上起床，疲惫憔悴，哈欠连天，白天无法集中精力，思路不清晰，甚至吃饭都没有胃口。

试过很多办法，数羊不管用，喝酒助眠还更兴奋。一度看到床都害怕，想到今天晚上又睡不着，怎么办？

王教授说，靠安眠药助眠，久而久之就会形成身体和心理的双重依赖，反而增加治疗难度。

◆ 失眠虽是一种病，同时也是许多疾病或习惯不良导致的共有症状，这一点必须认识

如果失眠了，应当先找找失眠是什么原因造成的。在解除病因的前提下，适时选用少量安眠药。一般来说，你的睡眠环境舒适了，身体上的病痛治愈了，让你不高兴的事情过去了，失眠常常可以不药而愈。当然，也有一些失眠者，在病因治疗后仍睡不着，通过其他方法如生活习惯的调整等，也睡不着，则可考虑选用安眠药物。但应小剂量、短期、按医生指导服用，不要随意加量，并且最好两种药交替服用，避免长期用药；采用中药复方，比单味中药好得多；待病情好转，应当逐渐减量，但不要突然停药。

★ 医生赠言

不到必要时，少用安眠药。

慢性失眠不能长期服用安眠药。

◆ 该用药时莫迟疑

如果连续 1 周都睡眠不良，或早醒，或难以入睡，头部及全身都不舒服，采用了自我调节方法，仍未见效，这是机体的自我保护能力已经变得苍白无力了，必须用切实有效的药物加强保护，促进恢复。

此时，在医生指导下用药是非常必要的。目前最好的方法是以中药加超药物疗法为主导，配合小剂量西药的综合疗法是首选。如果拒绝用药或间断用药，不但起不到保护和治疗作用，还会错过最佳治疗时机。

◆ 知识链接：药用久了为什么会失效？

很多失眠者说，2个月前服用1粒药，效果很好，但现在，每晚服用2粒也同样睡不着。

这是因为药物在体内会受到肝脏中药物代谢酶的作用。患者服药后，药物进入血液及作用部位，在一定的药物浓度下发挥催眠作用，然后这些药物在肝药酶的作用下发生分解而被破坏，它的作用就消失了。

如果患者经常服用某种安眠药，这些药物就会促使肝药酶产生增多，即出现医学上所谓的“诱导现象”，安眠药就成了肝药酶的“诱导剂”。肝药酶一经诱导增多后，血液中的安眠药将会受到酶的破坏，体内药物浓度就会降低，以至于与当初一样的药量但达不到当初的效果，自然是越用越不灵了，患者只有增加药物剂量才能达到治疗失眠的效果，这就是连续用药后产生的“耐药性”，让久用的药物失去疗效。

◆ 中药安眠好，毒副作用少

中医中药治疗失眠，常用复方，多味药物组成，长于整体调节，因人而异，补养治本，有不容易产生耐药性，较少毒副作用，疗效持久而稳定的优点。

需要强调的是，应该窗口前移，病情不重时就用，不可等到严重时才用。以下中药验方及中成药的使用方法，仅供临床中医师参考，读者和患者切勿自行服用。患者如需服药，需找中医师通过辨证论治，对症下药。

◆ 失眠不用慌　中医有妙方

(1) 王氏合欢解郁汤方（《心病条辨》）

【药物组成】 合欢皮20克，谷芽20克，麦芽20克，北柴胡15克，茯神20克，香附10克，炒酸枣仁20克，珍珠粉（冲）0.5克，川芎8克，栀子12克。

【用法用量】 以上10味，水煎服，或用中药配方颗粒。成人每日1剂，分3次饭后温服，每次150～200毫升。

【加减】

● 以失眠、心悸、怔忡为重者，酌加生龙牡、柏子仁、夜交藤。

● 气短乏力重者，酌加黄芪、人参。

● 疼痛明显者，酌加青皮、延胡索。

● 食纳无味、舌苔白腻者，酌加白蔻仁、藿香、神曲、甘松；眩晕、脉弦者，加天麻、刺蒺藜。

● 多汗者，加浮小麦、五味子。

● 咽梗不适者，加法半夏、紫苏叶、厚朴。

【方论】 主治因肝气不舒引起的失眠。方中合欢皮味甘性平，功能解郁安神、开达心志为君。以香附疏肝解郁、行气止痛，茯神健脾宁心为臣。柴胡疏肝解郁，升阳；酸枣仁补肝宁心，敛汗生津；珍珠粉安神定惊，平肝明目；川芎活血行气，祛风止痛；栀子泻郁火，除烦热；谷麦芽行气、消食、和中、健脾、开胃，共为佐使。诸药合用，共奏疏肝解郁、补肝健脾、宁心安神之功。

（2）王氏百合润心汤方（《心病条辨》）

【药物组成】 百合 30 克，知母 15 克，鲜生地黄汁 50 毫升，茯神 30 克，酸枣仁 30 克，炙甘草 10 克，生牡蛎 30 克。

【用法用量】 以上 6 味，以凉净水浸渍 1 小时，加热沸后 30 分钟，连煎 2 次，取药液 400 毫升，加入鲜生地黄汁 50 毫升，分 3 次温服。

【加减】

- 如服后腹泻、腹痛者，减地黄汁为 10 毫升，每次服药液减少 50 毫升。
- 如烘热多汗，加合欢皮、淮小麦。
- 脾虚便溏，去知母、生地黄，加山药、肉豆蔻。
- 心烦易怒，加山栀子、郁金。
- 失眠兴奋者，加花生叶、磁石、珍珠母。
- 脾阳虚腹泻者，慎用。

【方论】 本方以百合为君，味甘平，功能清心安神、润肺养阴。《神农本草经》载："主心痛。"《本草纲目》载："安心，定胆，益志，养五脏。"《景岳全书·本草正》谓："定魄安心，逐惊止悸。"《本草经疏》谓："解利心家之邪热。”对心病阴虚液亏有热者，当为首选。知母善清心除烦，《丹溪手镜》载：“知母主烦闷烦心，泻心火清肺。”生地黄汁润滋而寒，《珍珠囊补遗药性赋》称：“其用有四：凉心火之血热，泻脾土之湿热，止鼻中之衄热，除五心之烦热。”茯神宁心，酸枣仁养心，牡蛎镇心，诸药直指清心安神而去。唯服后可能大便为黑色，且有腹鸣便稀之弊，减药即止，不可急于求成，坚持慢病缓治，或制作丸膏之剂以缓图之。花生叶具有昼开夜合的自然现象，对各种失眠都有缓解之效。

(3) 王氏镇心温胆汤方（《心病条辨》）

【药物组成】 生铁落（先煎）80克，清半夏10克，茯苓15克，竹茹12克，化橘红10克，川黄连5克，生川大黄（后下）10克，郁金10克，白蒺藜10克，生龙齿20克，生牡蛎20克，黛蛤散（包煎）10克，枳实15克，甘草6克。

【用法用量】 以生铁落先煎之药水，再加入其他药同煎，得药液约600毫升，分3次凉服，以大便日行二三次为度。

【加减】 如大便未解，生大黄量加至20克，服后腹痛隐隐无妨，便后可以米粥频服。

【方论】 痰火上扰心神，用生铁落、龙齿、牡蛎镇心，半夏、茯苓、橘红、郁金、竹茹等豁痰开窍，白蒺藜、黄连、黛蛤散平肝泻火，大黄通腑泄热、引热下行。为了预防重镇清热之品伤胃，可以嘱患者在服药期间服用小米粥以助脾护胃。

(4) 泻肝安神汤加减

【药物组成】 龙胆草10克，生栀子10克，黄芩10克，北柴胡10克，生地黄20克，车前子10克（包煎），泽泻10克，生甘草6克，珍珠母20克，夜交藤20克（此为成人1日量）。

【用法用量】 水煎或用中药配方颗粒，分3次服，每日1剂。

【主治病症】 近几天突发失眠，性情急躁，容易发怒，不易入睡，或入睡以后多噩梦，或在梦中惊醒，胸部及两胁胀闷，或隐痛，或气窜走，阵阵叹气，口苦口干，两眼发红，小便黄，大便干燥难解等。

(5) 黄连阿胶汤加减

【药物组成】 川黄连6克，阿胶12克（蒸化兑药液），白芍12克，大枣10克，牡丹皮10克，地骨皮10克，生牡蛎30克，百合15克。

【用法用量】 水煎服或用中药配方颗粒，每日1剂，分3次服。

【主治病症】 心烦失眠，夜间坐卧不安，严重时可能通宵难眠，并见手脚心发热不舒服，夜间出汗，口干少唾液，或耳鸣，听力下降，记忆力下降，梦中遗精，腰膝酸软，心悸心累等。

(6) 保和丸加减

【药物组成】 神曲20克，山楂15克，茯苓15克，陈皮10克，连翘12克，莱菔子15克，姜半夏12克，佩兰10克。

【用法用量】 水煎服或用中药配方颗粒，每日1剂。

【主治病症】 失眠，入睡困难，多因过多饮食停滞在胃中，食积不化，胃腹胀痛，或打臭嗝，放臭屁，厌食等。

(7) 补心汤加减

【药物组成】 人参5克，丹参15克，玄参15克，五味子10克，制远志6克，当归10克，茯神15克，天门冬10克，麦冬10克，酸枣仁12克，柏子仁10克，神曲20克，佛手10克。

【用法用量】 水煎服或用中药配方颗粒，每日1剂，分3次服。

【主治病症】 失眠，多入睡困难，也有早醒、易醒、烦闷，自觉心悸心跳，头晕耳鸣，常有遗精，记忆力下降，精神疲倦，大便干燥难解，手脚心发热不适，咽喉干燥，舌干痛，或常口舌生疮，或常用脑过度、熬夜加班等。

(8) 归脾汤加减

【药物组成】 当归10克，白术12克，党参15克，黄芪20克，炙甘草6克，制远志6克，神曲15克，木香8克，龙眼肉8克，酸枣仁15克，茯神15克，大枣12克，夜交藤20克。

【用法用量】 水煎服或用中药配方颗粒，每日1剂，分3次服。

【主治病症】 头部昏蒙思睡，但不能入睡，或虽睡不深，周围有很小的声响都可致惊醒，醒后又难以再次入眠，伴有食欲差，口淡无味，面色苍白，四肢无力，心跳心累，记忆力减退等。

（9）安睡汤加减

【药物组成】 夜交藤30克，柏子仁10克，生地黄15克，百合15克，生龙骨30克，制远志6克，石菖蒲10克，人参5克，茯神15克。

【用法用量】 水煎服或用中药配方颗粒，每日1剂，分3次服。

【主治病症】 失眠早醒心悸，阵阵发热，出汗，气短无力，年老体弱等。

（10）健脑安神汤

【药物组成】 生黄芪25克，茯神15克，炙甘草9克，法半夏9克，人参5克，炒酸枣仁15克，川芎6克，北五味子（打碎）10克，知母10克，制远志5克，柏子仁10克，龙眼肉6克，香附12克。

【用法用量】 水煎服或用中药配方颗粒，每日1剂，分3次服。

【主治病症】 适用于因脑力劳动过度，或忧虑恼怒不解所致的失眠、多梦、记忆力下降、注意力不集中等。

（11）安神补脑酒

【药物组成】 明天麻 100 克，龙眼肉（桂圆肉）150 克。

【用法用量】 将上药放入玻璃瓶内，加入高粱白酒 500 毫升，密封瓶口，每天振动 2 次，2 周后分次饮服，每次 10 ～ 20 毫升，每日 1 次，睡前服用。

【主治病症】 适用于失眠早醒、头晕、记忆力下降等。

（12）安眠酒

【药物组成】 琥珀粉 6 克，炒酸枣仁 50 克，乳香 3 克，北五味子 15 克，灵芝菌 30 克。

【用法用量】 上药共研为细粉，用两层纱布包住，浸入黄酒 700 毫升中，每天搅动药包 2 次，1 周后加适量冰糖，即可饮用。根据酒量，每晚临睡前 10 分钟服 10 ～ 20 毫升。

【主治病症】 适用于各种入睡困难者。

（13）洗脚安眠液

【药物组成】 夜交藤 30 克，合欢皮 30 克，丹参 15 克，白芷 5 克，川黄连 6 克，肉桂 3 克。

【用法用量】 将以上中药水煎为 500 毫升药液，每晚临睡前把药液兑入热水中，浸泡双脚 10 分钟，温度以双脚轻微发红为度，每天 1 次，10 次为 1 个疗程。

【主治病症】适用于胃肠疾病不耐口服药的失眠者。

（14）养心安神汤

【药物组成】浮小麦 30 克，大枣 15 克，炙甘草 6 克，酸枣仁 15 克，柏子仁 8 克。

【用法用量】将上药水煎 2 次，或用中药配方颗粒，分 2 次服用。

【主治病症】适用于妇女停经后自汗、发热、失眠、心烦者。

（15）小麦黑豆夜交藤汤

【药物组成】小麦 45 克，黑豆 30 克，夜交藤 10 克。

【用法用量】将小麦、黑豆、夜交藤同放锅中，加适量水，煎煮成汤，弃去小麦、黑豆和夜交藤药渣，饮汤。此为 1 日量，分两次饮用。也可用中药配方颗粒。

【主治病症】适用于心肾不交之失眠、心烦等症。

（16）秫米红枣粥

【药食组成】小黄米（即《内经》之秫米）200 克，大枣 15 克，糯米 50 克。

【熬制方法】将小黄米、大枣、糯米，淘净煮粥食用，每天 1 次。

【主治病症】用于慢性失眠患者，本方香甜可口，老少咸宜。

（17）黄花木耳肉片汤

【药食组成】黄花（萱草花）20 克，黑木耳 20 克，猪瘦肉50克。

【制作方法】黄花、黑木耳水发后择净杂质，漂洗干净；猪瘦肉去皮、筋后切成薄片，用蛋清、食盐、料酒、淀粉调匀浆好。先将黄花木耳煮熟，倒入肉片，数沸后加入姜、葱、食盐，调汤之味，即可食用。

【主治病症】气血不足，脾虚忧虑，睡眠欠佳。

◆ 常用安神中成药简介

以下中成药，均选自中华人民共和国药品标准和《药典》所载，可供选用。

（1）复方天麻颗粒

【药物组成】天麻、五味子、麦冬。

【主治病症】用于失眠、记忆力下降、神经衰弱及高血压引起的头晕头痛，以及心悸、心烦耳鸣、疲乏、易怒等。

【用法用量】口服，一次15克，早晚各1次。

（2）安神补心丸

【药物组成】丹参、五味子（蒸）、石菖蒲、合欢皮、菟丝子（炒）、墨旱莲、女贞子、夜交藤、熟地黄、珍珠母。

【主治病症】用于失眠，心悸心跳，头晕耳鸣，多梦，手心烦热，腰膝酸软，咽干口燥。

【用法用量】口服一次15丸（2克），一日3次。

【注意事项】偶有胃痛、食欲减退等副反应。不宜吃辛辣刺激性食物。

（3）人参归脾丸

【药物组成】人参、白术（炒）、黄芪（蜜炙）、甘草（蜜炙）、茯苓、远志（制）、酸枣仁（炒）、龙眼肉、当归、木香、大枣、生姜。

【主治病症】用于气短（提不起气来）心悸，倦怠乏力，失眠早醒，多梦，头晕，食欲不振，月经量多色淡，或便血，面色萎黄。

【用法用量】口服，大蜜丸（每丸 9g），一次 1 丸，一日 2 次。

（4）刺五加脑灵液

【药物组成】刺五加浸膏、五味子浸膏。

【主治病症】用于失眠，入睡困难，多梦易醒，醒后难以再入睡，心神不宁，记忆力减退，胃口不好，大便稀，每天 2 ～ 3 次，夜尿增多，腰酸等症。

【用法用量】口服，一次 10 毫升，一日 2 次。

（5）灵芝片（颗粒、糖浆）

【药物组成】灵芝。

【主治病症】用于失眠健忘，身体虚弱，心悸气短，无精神，食欲不振，大便稀溏，面色萎黄等症。

【用法用量】口服。

- 片剂，一次 3 片，一日 3 次。
- 颗粒剂，用开水冲服，一次 1 袋，一日 3 次。
- 糖浆剂，一次 20 毫升，一日 3 次。

(6) 养心宁神丸

【药物组成】党参、酸枣仁(炒)、茯苓(炒)、远志(制)、白术(炒)、莲米(炒)、山药(炒)、丹参、大枣、龙眼肉、石菖蒲、陈皮。

【主治病症】用于失眠易醒，心悸心跳，阵阵恐惧，耳鸣眼花目眩，虚烦，容易出汗，头晕，饮食减少，面色苍白等症。

【用法用量】口服。水蜜丸，一次 6 克，大蜜丸一次 1 丸，一日 2 次。

(7) 甜梦口服液(胶囊)

【药物组成】刺五加、蚕蛾、黄精、党参、桑葚、砂仁、黄精、山楂、枸杞子、淫羊藿(制)、地黄、茯苓、陈皮、法半夏、山药、泽泻等。

【主治病症】用于早醒，失眠健忘，头晕耳鸣，视力听力减退，食欲减退，腰酸膝关节软弱无力，心慌气短，以及中风后遗症、脑功能减退、心脑血管疾病所致的失眠等。

【用法用量】口服。

- 口服液，一次 10 ～ 20 毫升，一日 2 次。
- 胶囊，一次 3 粒，一日 2 次。

(8) 夜宁糖浆(冲剂)

【药物组成】合欢皮、灵芝、首乌藤、大枣、女贞子、甘草、浮小麦。

【主治病症】用于神经衰弱，头晕失眠，血虚多梦，心悸健忘，眼花多汗，神疲食少。

【用法用量】口服。

- 糖浆，一次40毫升，一日2次。
- 冲剂，开水冲服，一次20克，一日2次。

(9) 酸枣仁合剂（糖浆、丸）

【药物组成】酸枣仁、知母、茯苓、川芎、甘草。

【主治病症】用于虚烦不眠，心悸不宁，头晕眼花。

【用法用量】口服。

合剂，一次10～15毫升，一日3次，用时摇匀。

糖浆剂，一次15～20毫升，一日3次。

丸剂，每次6～9克，每日2次，温开水送服。

◆ **知识链接：如何选用西药安眠药**

药效区别	失眠特点	可选药物名称	优点	缺点	说明
短效的	入睡困难为主，短暂失眠	三唑仑（海乐神）、去甲羟安定（奥沙西泮）、咪唑安定	起效较快，抑制呼吸副作用小，白天不头晕，白天不会打瞌睡	较容易成瘾，停药容易出现反跳性失眠	在医生指导下服用
		思诺思（唑吡坦）、忆梦返（佐匹克隆、唑吡酮）、右佐匹克隆（文飞）	效果好，安全性好，较少耐药性和依赖性	价格较贵，口苦，味觉异常等	是目前比较理想的药，但也应在医生指导下服用

续表

药效区别	失眠特点	可选药物名称	优点	缺点	说明
中效的	入睡困难和早醒都有	舒乐安定（艾司唑仑）、阿普唑仑（佳静安定）、羟基安定	间于短效药、长效药之间		在医生指导下服用
长效的	睡后易醒、早醒、惊醒、长期慢性失眠	安定（地西泮）、硝基安定（硝西泮）、氯硝基安定、氟基安定、氟硝基安定（氟硝西泮）	不容易成瘾，停药出现反跳失眠的可能较小	起效慢，抑制呼吸副作用较大，白天可能出现头晕，不清醒，打瞌睡等副作用	在医生指导下服用

◆ **知识链接：哪些情况慎用安眠药？**

● 有肝脏病、肾脏病，特别是肝肾功能不良的人，不宜服用或慎用安眠药。

● 有慢性支气管炎、肺气肿、肺心病和睡眠呼吸障碍的人，慎用安眠药。

● 有急性闭角型青光眼病和重症肌无力的人，不能用安眠药。

● 妇女在妊娠期，忌用安眠药。

● 哺乳的妇女，忌用安眠药。

● 喝酒以后，禁用安眠药。

● 有重要安全性工作的人，慎用安眠药。

- 身体虚弱，年龄特别大的人，慎用安眠药。
- 青年学生，记忆力减退的人，慎用安眠药。
- 对安眠药过敏的人，禁用安眠药。

★ 医生赠言

失眠的治疗原则

失眠主要是针对病因治疗。建立良好的睡眠习惯是首要的。对急性失眠者，早期可以用药物治疗，对短期失眠最好选用超药物疗法，如静心、音乐、八段锦等。

失眠的治疗目标是缓解症状，保持正常睡眠结构，提高生活质量。

第6章 人人都做梦 何必为梦愁

科学家们研究认为，梦是人类睡眠的组成部分，与睡觉一样，做梦也是人脑的一种功能，一种正常的活动，是一种典型的无意识活动。健康人都做梦。临床研究表明，精神病病人在发病时，睡眠时间很少，做梦也少，甚至无梦。

近年来，通过先进的科学仪器对睡眠进行研究时发现，睡觉中的人，他的眼睛在闭合着的眼皮下轻微转动的时候，如果马上把他叫醒，他就会告诉说，他刚才正在做梦。

大多数人都有过做梦的体验，一夜8小时睡眠中，大约有2小时都在做梦，有些人说“梦多”，有些人说“梦少”，这主要是由梦者的“回想力”决定的。也就是说，是一个人回想梦境的能力的大小。一般来说，性格内向者，较容易想起自己曾做过的梦，相反，另一类人，尽管梦有许多生动而敏感的场景，他却很难回忆起梦的内容。

若你要问心理专家，梦与性格有关系吗？他的回答是肯定的。不仅如此，他还会认真地解释说，我们一夜至少要做 4 ～ 5 次梦，一年就要做 1500 次以上的梦，一生将要做 10 万次以上的梦。人生的 1/3 用来睡眠，所以梦是我们 1/15 的人生。

人有不同的性格，可能表现在梦的回想力上，所以我们不必对做梦感到紧张。

俗话说“日有所思，夜有所梦”，那也不一定，有些人的梦，却是白天从来没有想过的，因为梦有时与睡眠时身体内外的感觉刺激有关，如肚子饿了，总是做的吃美味的梦，此外还与睡眠时环境、个人经历和病痛等有关系。

◆ 知识链接：梦是什么地方来的？

人做梦，但又不能有意识地选择梦的主题，有时人们主观想要做的“美梦”，脑海中却偏偏不能实现。

大脑到底是如何合成那些无拘无束的梦呢？到目前为止，人们对梦的具体细节仍然知之甚少，但是关于睡眠的规律有一点是我们早就认识到的，人的睡眠总是处于有规律的循环中，即处于快动眼睡眠和慢波睡眠的交替之中。生动形象的梦境往往是伴随快动眼睡眠而来的。

◆ 做梦不会损害健康

睡眠不好的人常有多梦的倾向。有的人把因其他原因导致的次日头晕，归罪于昨夜多梦所致，对做梦产生不必要的偏见和误解，导致对梦的恐惧和不安。

其实，做梦是大脑正常的生理活动，不损害健康。1900 年奥地利精神病学家弗洛伊德在《梦的解析》中指出："梦是愿望的满足"。

研究认为，梦是人脑的一种创造性活动，能激发脑细胞的"潜意识"，使其自由地表现出来并能促进大脑记忆，锻炼大脑的功能。

德国乌尔姆大学神经学家科恩胡贝尔认为，人脑中有一部分细胞在醒着时，不起什么作用，但在人睡着时，这些细胞却在进行"演习"，这就是梦。人在沉睡的无意识状态中进入美妙的色彩缤纷的梦境的世界，正好起到了完善脑细胞功能和防止其衰退的作用。

胎儿还在母亲子宫里等待降临人世时就已经会做梦了，并且以这种方式进行"脑部体操"。德国奥芬巴赫的心理学家威尔纳·格罗斯等人介绍说，他们通过记录胎儿的脑电波获得了上述发现。

科学家们借助脑电图等记录手段发现，母亲子宫里的胎儿在睡眠时也有快速眼动睡眠阶段。此前研究已证实，成人的快速眼动睡眠阶段常伴随着做梦，科学家因此认为胎儿也有梦境。他们猜测，胎儿的梦境可能并没有什么具体内容，但这种梦境中的思维活动有助于胎儿脑部神经网络的发育形成。

格罗斯解释说："母亲怀孕后期，腹中胎儿的各种感官知觉就已基本形成。”当外界播放柔美的乐曲时，胎儿会安静下来，这证明胎儿的听觉已经开始发育；当母体腹部受到强光照射的时候，胎儿会把头扭转过来，这表明他们的视觉也已经开始发育了。他们关于胎儿也会做梦的发现，也表明胎儿在母亲子宫里的时候，神经网络已经发育到了一定阶段。

有的人总是把梦中的所见所闻和自己生活中不愉快的事情加以联想，思想负担加重，精神因之受到压抑，逐渐使全身感到不舒服。这不是晚上做梦的过错，而是自己情绪紧张造成的。因此，专家告诫人们，不必为自己做了一个“心想事成”的甜梦而欣喜若狂，也不必要为做了一个倒霉的噩梦而忧心忡忡。

◆ 梦给你灵感 助你更成功

梦可以给人以灵感，有利于创造发明。据说，门捷列夫受梦的启发，创立了元素周期表；德国化学家奥古斯特·凯库勒在梦中悟出了苯的环状结构式；橡胶硫化法的发明者古德伊尔在梦中得到陌生人的启发，建议他加入硫磺而成功地解决了橡胶硫化问题；罗扎诺夫在梦中找到了长期未能找到的答案，发明了留声机的蜡制圆筒；爱迪生的许多发明都是在梦中建立的模型上创造而成的。

我国建筑师余南也是在梦中完成了白天鹅宾馆的构思。音乐家、文学家和诗人从梦中获创作灵感的事例，就更不胜枚举了：据说莫扎特曾在睡梦中作曲；司马相如梦中作《大人赋》受汉武帝赏赐；唐玄宗梦得《凌波曲》等。许多名作也都与梦有关。剑桥大学的哈钦森教授调查了许多科学家，有70%的人回答在创造活动中，得益于梦的启发。梦所赐予的灵感，所创造的奇迹，是人脑在梦的过程中对脑细胞的储存信息加以检索利用时的新发现、新产物，是大脑平时思考和经验积累的结果。

梦是人脑的一种工作程序的显现，通过梦可对白天接受的信息进行去芜存菁的筛选，因而能促进大脑的记忆功能。以色列韦茨曼科学研究所的一项研究表明，睡眠的做梦阶段叫作快速动眼（REM）睡眠，有助于人们记住几个小时前学习的技艺。如果人们被剥夺了REM睡眠，则记忆新的技艺就会发生困难。

该研究所神经科学家阿维·卡尔尼博士因而提倡："对解决某些难题而言，人们不仅应当考虑'先睡觉明天再说'，或许还应当考虑'先做梦明天再说'。"

做梦还有健脑益寿之功。日本山梨大学研究人员根据研究得出结论：多梦有助于延年益寿。他们认为，人的睡眠可分为无梦期和有梦期。无梦期一般维持80～120分钟，有梦期20～30分钟。同时发现，人脑中存在两类相反的促眠肽。一类肽促无梦睡眠，另一类肽促有梦睡眠。研究人员将促有梦睡眠肽施于动物，使动物有梦期延长，结果发现接受实验动物的平均寿命大大延长。日本医生还发现，痴呆症患者睡眠无梦期长，寿命大多较短。

总而言之，做梦是精神活动，即人的心理活动的体现，同时，梦又可作用于大脑，促进和加强脑的功能。因此，人们不必为多梦所困惑，更不必为多梦而忧心忡忡，只要不是反复多次的噩梦，对身心健康并无妨碍。

梦中的世界属于自己，神游于美妙的梦境，虚幻将变得充实，心理将获得平衡，或许还能捕捉到某种神奇的灵感，为您的事业的成功带来莫大的帮助。

当然，梦中所创造的成功，主要的功夫在梦外，没有长期的艰苦钻研的前提，梦境是不能激发灵感的，有一位科学家说得好："只有那些有准备的头脑，才会在梦幻中有所发现。"

◆ 知识链接：五花八门的梦

据心理学家对学生们梦境的调查证实，梦，千姿百态，梦的内容按多少依次为：跌倒、袭击、反复做某一件事、性体验、上学迟到、吃可口的食物、受冻、可爱的人去世、被关禁闭、挣了许多钱、游泳、见到蛇等。

人类的梦大致可以归纳为5个方面：

• 往事的虚幻回忆组合：如影视小说的情节，再联系自己体验的夸张再现，大多是缥缈、荒诞、莫名其妙的情景。

●形象地去完成白天没有完成的工作和学习，如白天受了别人侮辱或与人吵架，晚上就会梦见战争、打架等；白天数学考试不理想，梦中就会一遍又一遍地演算习题，而且总是算错等。

●补偿生活中的不足和向往：如生活困难、无钱无权，就会做荣华富贵的梦；未婚青壮年因为性发育成熟的生理需要，梦中可能出现性兴奋，甚至与人性交等。

●应对外界刺激的反应：如膀胱尿液充盈，梦中可能到处找厕所等。

●创造发明的灵感冲动：长期从事某项科学研究，或对某项难题苦苦思索的人，可能在梦中遇高人指点，茅塞顿开，有所新发现。

◆莫为梦话发愁

有的人从小就说梦话，成年以后仍不见好转，在学校里因说梦话，早上起来受到同学们嘲笑，成人说梦话，还害怕泄露自己心灵深处的秘密，许多人为说梦话而苦恼，并四处寻求消除梦话的药。

梦话，中医称为呓语，可以发生在睡眠周期的任何阶段，梦话的内容大都与所做的梦活动相关，是对白天某件事的表白、追踪或愿望，这是一种正常现象。梦话与普通梦一样，对睡眠和人体的健康不会造成影响。

当然，如果梦中胡言乱语，又有高热多痰、神志不清者，则为病态，应立即上医院诊治。

◆ 梦中遗精不可怕

一个处于睡眠状态中的人，在做有关性活动“春梦”的同时出现遗精现象，称为梦遗。汉代《金匮要略》称“梦失精”。如果在白天，在意识清醒的情况下，由于看了带有性色彩的书刊、画册或影视片以后，大脑中的性中枢神经过度兴奋，此时虽然缺乏性活动，有时候也有精遗出，这种情况叫作滑精。有些青少年（包括他们的家长在内），对于梦遗十分紧张。他们想到中国古典小说《红楼梦》中的贾瑞因思念王熙凤，遗精而死的例子，内心更是惊恐万分。

遗精的出现，是男子进入青春期的“标志”（少女是以出现月经初潮为标志的）。睾丸每要生产出几亿个精子，这些精子储藏在附睾中。附睾的容量是有限的，而精子却是不断地生产出来。当附睾容纳不下精子和精液时，怎么办？它就向大脑发出信号。如果遇到足以引起“射精中枢”兴奋的性刺激时，所有的“射精器官”便一起有规律地收缩，于是精液射出体外。到了青春发育期的青少年性功能开始成熟，但是，尚未到法定的结婚年龄，经济条件、社会地位和对未来家庭的责任能力都不能允许他们建立家庭、开始性生活。于是，有的人便通过手淫这种“自慰性行为”来解除“性饥饿”。此外，在睡眠中，由于大脑接到“附睾已容纳不下精子”的信号，大脑便通过做春梦的方法使精液排出体外；或者，白天看了带有性内容的书刊、影视片后，引起了射精中枢的兴奋，使精液排出体外。这种表面看来是梦遗和滑精，实质上还是“精满则溢”的正常表现。这种情况，犹如杯子中的水太满了，容纳不下了，便发生外溢的道理是完全一样的。

白天性中枢过于兴奋，到了晚上便容易做春梦，于是出现梦遗。梦遗次数过频，便感到心情紧张、恐惧、焦虑，影响睡眠。而这些不良的情绪和精神状态，又会反过来使人觉得疲劳乏力、头晕目眩、耳鸣心慌、腰酸腿软、精神萎靡不振、记忆力减退、注意力不集中等，于是，感到自己大难临头了。

出现了梦遗现象后，大多数青少年心情紧张。由于怕羞不好意思去看医生，更羞于启齿询问亲友，于是，自己胡乱找些医学杂志或书籍来看，对这些杂志和书籍内容又断章取义，“对号入座”，或者请江湖郎中来看；或者自己买些补肾壮阳的药来吃。结果，非但没有好，反而有刺激性欲作用，使梦遗更频，便认为自己“病入膏肓”“不可救药”，从而精神不振，严重影响了学习、工作和生活。

其实，精满则溢的遗精，也同膀胱满了就得排尿和姑娘月经来潮一样，是一种生理现象，何必要自寻烦恼呢？人们并没有因为排尿或月经来潮而感到失去体内精华而紧张不安，那么，对于偶尔一次的遗精又有什么值得惊恐的呢？问题的关键在于我们对性的知识宣传得不够了解得太少，从而盲目地背上了“精神十字架”。

因此，要正确对待遗精，平时不看带有性刺激的杂志、书刊、影视片和录像。如果在一段时期内遗精次数过多，可请中医辨证施治。对于梦遗，放下思想包袱。通过一段时间治疗后，梦遗次数会减少的。

◆ 知识链接：中药妙方治梦遗

1. 清心莲子饮加减

【药物组成】 川黄连8克，黄芪8克，麦冬10克，莲子5克，茯神10克，制远志6克，石菖蒲8克，栀子6克，淡竹叶5克，地骨皮12克。

【用法用量】 水煎服，或用中药配方颗粒，每日1剂，分3次服。

【主治病症】 睡眠中梦多，梦中遗精，伴心烦，失眠，小便黄，口干思饮水。

2. 安神定志丸加减

【药物组成】 生龙骨30克（先煎），生牡蛎30克（先煎），茯神12克，制远志6克，石菖蒲12克，珍珠母20克（先煎），煅磁石15克（先煎），浮小麦30克。

【用法用量】 水煎服，或用中药配方颗粒，每日1剂，分3次服。

【主治病症】 心神不宁，噩梦特别多，梦中遗精，心悸失眠等。

3. 妙香散加减

【药物组成】 人参6克，茯神15克，柏子仁10克，石菖蒲10克，炒薏苡仁20克，龙眼肉10克，益智仁8克，黄芪25克。

【用法用量】 水煎服，或用中药配方颗粒，每日1剂，分4次服。

【主治病症】 梦中遗精，并有气短（自觉提不起气来），容易惊醒，倦怠无力，精神不好，动则自汗等。

4. 三才封髓丹加减

【药物组成】 砂仁5克（打碎），天冬10克，生地黄15克，熟地黄15克，山萸肉15克，知母10克，黄柏10克，茯神10克。

【用法用量】 水煎服，或用中药配方颗粒，每日1剂，分3次服。

【主治病症】 梦中频频遗精，伴有头昏眩晕，心烦心跳，因多梦而睡眠不安，四肢无力，小便黄少有灼热感。

5. 玉锁固真丹加减

【药物组成】 肉苁蓉10克，煅龙骨15克，沉香3克，茯神20克，北五味子10克，熟地黄20克，制远志8克，山萸肉20克，巴戟天10克，炒杜仲15克，益智仁8克，石菖蒲8克，龙眼肉10克，鹿角胶10克

（烊化兑服），龟甲胶10克（烊化兑服）。

【用法用量】 水煎服，或用中药配方颗粒，每2天1剂，分4次服，早晚各服1次。

【主治病症】 梦中遗精次数较多，四肢无力，短气，身体消瘦，腰酸痛，膝关节软弱乏力，伴阳痿不举，早泄，或记忆力减退，智力较低，精神疲惫，面色苍白，夜尿次数较多，舌淡不红等。

◆ 中成药可选用

知柏地黄丸、金锁固精丸、水陆二仙丹、河车大造丸、金匮肾气丸等。

★ 医生赠言

做梦原是平常事，

多梦寻因莫躁烦，

噩梦常由病引起，

梦遗无需心不安。

◆ 睡觉老打鼾，危险莫等闲

大量调查资料表明，打鼾的发生率为4%，而且猝死的发生率明显高于正常人群，有打鼾毛病的汽车驾驶员，车祸发生率是正常人的5～8倍。有些人误认为，打鼾是睡得香甜的表现，其实恰恰相反，打鼾者上气道不通畅，经常被憋醒，很难进入深睡眠状态。因此，凡有打鼾毛病的人睡眠质量都差。

打鼾者经常张大嘴巴呼吸，睡醒时感到口干、口苦、咽部不舒服，十分难受，久而久之可以导致慢性咽炎、咽干、咽痒、咳嗽多痰，患者自觉咽部有黏痰，但用力咳嗽又咳不出来。

打鼾还可能诱发哮喘和心脏病，导致高血压、心肌缺血、心绞痛、脑血管病加重。有这些病的人，如果打鼾，在睡眠中频频出现呼吸暂停的现象，严重者可能在睡眠中窒息而死。

首届中美国际睡眠呼吸疾病研讨会上披露，越来越多证据表明，睡眠呼吸障碍与心血管疾病关系密切，且是心血管疾病的一个独立危险因素。未经治疗的睡眠呼吸障碍，心血管病的死亡率明显增高，需要引起心血管病医生的足够重视。

睡眠疾病在世界上是一个没有得到充分重视和解决的公众卫生问题，睡眠呼吸障碍包括习惯性打鼾、上气道阻力综合征和睡眠呼吸暂停综合征。近10年来，作为边缘学科的睡眠呼吸医学在世界范围内的研究不断深入，发现此类疾病不仅是引发呼吸衰竭等疾病的重要原因，同时也是糖尿病、高血压、心脑血管疾病的重要诱因之一。

专家指出，睡眠呼吸障碍的基本病理生理变化就是缺氧，继而导致多系统器官尤其是心血管系统的功能损害。在发达国家，已有越来越多的心血管医生介入对睡眠呼吸障碍的研究。而在我国，对此类疾病的研究还主要限于呼吸科、耳鼻喉科、口腔科，其危害性尚未引起心血管医生的重视。

打鼾或有睡眠呼吸暂停的人，因为夜间睡眠不好，第二天昏昏欲睡，注意力不集中，无精打采，反应迟钝……这些都是造成交通事故的主要原因，因此，国外有人把有打鼾毛病的司机称为“公路杀手”，这不是没有道理的。

★ 医生赠言

睡中打鼾非小事，
呼吸暂停有危险，
家属最是知情者，
尽早防治莫等闲。

第 7 章 睡眠，生命不可缺少的需要

*人生第一道美餐就是睡眠。

——达·芬奇

*睡眠是抵抗疾病的第一道防线。

——美国睡眠问题专家　威廉·德门特

*夜间睡好觉　健康最需要

◆ 正常睡眠是人类健康的第五大基石

睡眠作为生命所必需的过程，是机体复原、整合和巩固记忆的重要环节，是健康不可缺少的组成部分。睡眠问题人群患心脏病的风险也会比正常人高 2 ～ 3 倍；睡眠问题会进一步导致高血压，睡眠问题会进一步影响肠胃健康，失眠不健康甚至会导致糖尿病，长期失眠者的死亡率会更高。

世界卫生组织（WHO）曾经发表著名的《维多利亚宣言》，提出了健康的四大基石，即合理膳食、适当运动、戒烟限酒、心理平衡。这一理念已经提出 20 多年，而随

着人们对健康问题的不断研究与重视，“睡眠正常”作为健康第五大基石的理念也日益成为中外专家的共识！

“中国失眠网”响应国家中医药管理局构建中医预防保健服务体系的号召，在全国范围内推广实施医疗机构和养生保健机构对接互补的失眠诊疗 - 调理 - 睡眠健康管理一体化新型服务模式，打造睡眠健康公益性、服务型平台，以失眠及睡眠障碍健康管理的规范化、标准化发展为己任，致力于推动“睡眠健康”在亚健康防治领域的发展达到一个新的高度。

一、睡眠好　疾病少

一位中年男性，是一个企业小老板，有一天到失眠门诊看病，看到诊室有五六位医生，坐下来就很紧张，切其脉弦数（注：跳动很快），频发早搏。“刚到未休息吧？”一位实习医生问道。“我已坐了一个多小时了！”他焦急地答道，接着他就连珠炮似地诉说他生病、挂号的过程，语速很快，旁人很难插话。

他说，最近 3 天又失眠了，前 3 年住院 3 次，每次都是睡眠不好诱发心律失常住院。有一次出现心房纤颤，很严重。这一次，又失眠，害怕又住院，所以寻求中医治疗！据他介绍，住在乡下的舅舅今年 70 多岁，外婆 95 岁，还健在，两位老人都瘦，饭量不大，好吃肥肉，喝点酒，同时都睡觉特好，在农村晚上 8

点多上床睡，早上6点多起床，数十年习惯不乱，感冒都少有，从来没有上过医院，也没吃过药！

像他这种因失眠诱发心律失常，临床并不鲜见。失眠可能诱发心律失常等。医学研究证实，长期睡眠不足可能导致免疫功能下降和内分泌紊乱等，还与溃疡病、高血压、糖尿病、阿尔茨海默症等直接相关。

世界睡眠协会联合会发表的研究结果表明：如果每晚欠了3个小时以上的瞌睡账，可以导致人体的免疫功能下降50%，可能诱发癌症，这样的代价是可怕的。

瑞典科学家在对8000名无糖尿病病史的中年人跟踪观察10年后发现，其中500人已不知不觉地患上了糖尿病。分析原因，他们都有一个共同的主要原因是睡眠不好，或睡眠太少。这是因为失眠使机体内分泌系统发生紊乱，进而导致糖代谢异常所引起的。

正是因为上述原因，临床上有些疾病，医生总是告诉病人，注意卧床休息，或者直接告诫病人，好好地睡一觉，病就好多了，甚至采用催眠疗法来治疗一些用药物难以奏效的疾病，就是这个道理。

二、睡眠——人类不可缺少的绝对需要

人，不论富有或贫穷，睡眠对他们来说，同样重要，如同空气、食物和水一样必不可少。达·芬奇说："人生第一道美餐就是睡眠。"人生是短暂的，但一个

80 岁的人，他就有大约 27 年的时光在睡梦中度过，这不是浪费，而是生命的必需。

充足和高质量的睡眠对记忆力、学习效果和保护人体免疫能力等都非常重要。

三、要想活　须睡着

要维持人的生命过程，必须有正常的睡眠保证。动物实验表明，小鼠在完全被剥夺睡眠之后，平均只能活 3 周。

俗话说："民以食为天。"人们非常重视被"饿死"的威胁，却往往忽视睡眠不足而被"困死"的危险，实际上睡觉对于生命来说，远比食物重要得多。曾有人观察，一个健康人能耐受饥饿长达 3 周之久，也不会因饥饿死去，如果有水喝还会活得更长，倘若真正剥夺其睡眠（实际上很难做到，因为瞌睡的来临不可抗拒，任何干扰，他一样地可以睡着），只要 3 个昼夜，人就会变得思绪不清、健忘烦躁，甚至出现幻觉等，表现出难以生活下去的样子。

四、轻松入睡　精力充沛

一位年轻的白领说："每天 8 小时工作之外，我还得陪客户喝酒娱乐，回家看电视、上网，周末和朋友外出，玩麻将扑克总是通宵达旦，有时还得应付晋级考试，陪老婆购物，关心孩子作业等，几乎天天都是深夜两点才能上床休息。”难怪白天上班总是哈欠不断，没精打采。

休息睡为先，睡觉是恢复体力的最好方式。几乎每一个成人都有这样的经历，那就是因为睡眠不足所导致的全身不舒服，如头昏脑胀、思绪不清、眼花缭乱、昏昏欲睡、全身酸软、走路不稳、上重下轻、记忆力减退，见到熟人一时竟然想不起他叫什么名字，或心中烦躁易发脾气，没有精神，常出差错，工作效率降低等。

如今许多人每昼夜的睡眠比他们实际需要少 2 ～ 3 小时。要知道，世界上没有任何东西可以替代睡眠，人们随意地减少自己的睡眠时间，机体便会把这些超负荷运转的时间累加起来，最后惩罚你，让你加倍偿还。

为了你有旺盛的精力去工作、学习和生活，一定不要熬夜，保证充足的睡眠十分重要，欠什么债都可以，绝不能欠瞌睡债。

五、睡眠不好 催人衰老

在我国古代长寿老人中，唐代名医孙思邈可以说是最享盛名的，后世称为“药王”。诗人陆照邻请教他，健康长寿有啥诀窍，孙思邈答道：“一醒一睡，呼吸往来。”可见保证充足睡眠对延缓衰老的重要。

有人说“睡得香，寿而康”，因为在高质量的睡眠过程中，体内会出现一系列良性的生理变化，具有祛病延年的功用。美国科学家研究发现，凡是凌晨 3 点钟就早醒难以入睡的人，第二天测试其免疫功能则下降，而且易患癌症。澳大利亚学者研究发现，人体正常细胞在裂变的过程中突变为癌细胞，大多是在夜间进行的，而高质量的睡眠可以防止癌症的发生与发展。

中医学认为，“卧，则血归于肝”。现代医学研究也证实，睡眠时进入肝脏的血液是站立时的 7 倍，有利于肝细胞的再生和提高肝脏的解毒功能，还有利于激活各种酶的活性。日本科学家动物实验发现，每天有 20 小时睡眠障碍的小白鼠，平均寿命仅 8 个月；通过改善环境，使之处于高质量的睡眠中，其平均寿命可增到 21 个月。

上述可见，充足的睡眠，的确可以延缓衰老。

六、缺少睡眠　影响身材

肥胖与睡眠质量直接相关。美国芝加哥大学的研究指出，随着年龄的增长，睡眠的时间越来越少，进而影响生长激素的分泌，可使身体发胖，尤其是中年男性的“啤酒肚”就是这样形成的。

美国考特博士和她的研究小组在 1985—1990 年，对 149 名年龄在 16～83 岁的健康男性进行了相关研究，结果发现，25 岁以下的人，深度睡眠约占夜间睡眠总时间的 20%，25～35 岁降低到 12%，35 岁以上深度睡眠时间不到5%；年过45岁深度睡眠更少；年龄在50岁以上，睡眠总时间每10年减少半小时。这是体内生长激素分泌不足引起的。

国外有一种睡眠瘦身法，即在入睡前补充复合氨基酸，可以促进成年人生长激素的分泌，从而加快体内多余脂肪的消耗，那就是在睡眠中减肥，恢复窈窕的身材。对处于生长发育的儿童来说，睡眠显得更为重要，因为大约70%的生长激素都在睡眠中生成，生长激素分泌过少，可能造成身材矮小。期望孩子发育良好，长得高，长得快，聪明活泼，除了保证有充足的饮食营养、体育运动之外，还必须保证有充足的睡眠。

有的家长“望子成龙”，过多地让孩子参加课外的辅导学习，如音乐、美术、书法，样样都学，导致孩子睡眠不足，身材肥胖或消瘦，学习成绩下降，身高、智力、发育受影响，得不偿失，应该引起高度重视。

七、要想皮肤好　睡足不可少

您知道贫血的病人为啥面色苍白，容颜无光吗？原来光滑、红润、富有弹性的皮肤全靠皮肤真皮下组织微血管中充足的血液提供的营养所维持。微血管中血液畅通，充分保证了肌肤的供给，皮肤就表现红润光泽，细嫩美丽。反之，则颜色晦暗萎黄，或变得苍白，干燥。皮下细胞营养不足，容易出现提前衰老，如面部皱纹、粗糙和黑斑等。

医学研究证实，人们在睡眠时全身骨骼肌松弛，呼吸频率减慢，机体代谢率降低，一部分器官处于不活动状态，此时的皮肤血管开放，有较多的血液供给，为肌肤补充营养和氧气，同时带走各种代谢废弃毒物，促进皮肤细胞新生和修复，保持皮肤润泽、细柔和弹性，延缓皮肤衰老。可以这样说，机体的排毒、养颜、美容的过程，有 2/3 是在睡梦中完成的，你一定不要错过在睡眠中美容的这个良机。

经常熬夜晚睡，使眼圈变黑影响容貌。睡眠不足，双眼无神，眼角鱼尾纹早现，显得老气横秋，用多少化妆品都无用。

八、失眠也是病　关注很重要

多少万年来，人们就习惯在夜间睡觉，白天劳作。人类就像黑夜与白昼，太阳与月亮一样，遵循一定的自然节律。但在当今节奏加快、竞争激烈的社会条件下，越来越多的人处在睡眠障碍的痛苦之中。睡眠问题影响人们的身心健康、家庭和睦和交通安全。

睡眠是人类健康的主战场之一，失眠可导致许多疾病的暴发。保证睡眠就是保护生命健康！

上海市中医院曾经通过对 2813 名以失眠为主要症状就诊者的研究发现，31 ～ 50 岁年龄段的患者超过

50%，其次分别是 50 ～ 60 岁和 60 岁以上，女性患者占总数的 56%。

据调查，美国成年人的失眠症发病率约为 33%，发生率呈越来越高的趋势，对人们生活质量的影响非常严重，而且相当多的人并没有去医院以得到合理诊断与治疗。

正是因为上述原因，过去认为“失眠不是病，只是一个症状”，但从 2019 年开始，学术界认为失眠也是病，因为严重时也要危及生命，许多抑郁重症、精神病，以及心血管、胃肠道疾病甚至自杀轻生，都是从失眠开始的。

睡眠问题已经引起国际社会高度重视。2001 年，国际精神卫生和神经科学基金会制定的全球睡眠和健康计划，发起了一项全球性的活动，称为“世界睡眠日”，把每年的 3 月 21 日确定为“世界睡眠日”，开展相关的宣传普及活动。2003 年 3 月 21 日，我国正式加入了该活动。这一天正是春季开始的第一天，其寓意在于让人们如认识大自然季节变化一样，认识睡眠的重要性。

让我们开启心灵之窗，共同关注睡眠吧！

◆ 知识链接：有关睡眠的错误认识

● 错误观点 1：每晚必须睡够 8 小时，差半小时就认为失眠。

★ 医生点评：事实上，只要白天精神好，不影响学习工作就是正常。

● 错误观点 2：老年人不需要足够睡眠。

★ 医生点评：老年人睡眠不深，多短睡眠，也需要足够睡眠。

● 错误观点 3：打鼾是睡得深，不碍健康。

★ 医生点评：打鼾如有呼吸暂停者，有危险。

● 错误观点 4：熬夜晚睡无所谓，白天补够就行了。

★ 医生点评：入睡最好的时间是晚上 10 点。深度睡眠是从晚上 10 点至次日凌晨 4 点，白天补睡，越补越困。

● 错误观点 5：某天晚上没睡好，就认为自己患了失眠。

★ 医生点评：偶尔没睡好，并不是真正的失眠。

◆ 知识链接：失眠自测表

状态	0 分	1 分	2 分	3 分
入睡时间	正常	需 1 小时	2 小时	3 小时
夜间易醒	正常	夜醒 3 次	5 次	6 次以上
5 点以前早醒	正常	5 点醒	4 点醒	2 点醒
总体睡眠时间	6～8 小时	5 小时	4 小时	3 小时
白天情志	好	轻微不适	烦躁易怒	心里很难受
白天想睡	不	偶尔	乏力思睡	想睡又不能入睡
3 天都没睡好	无	偶有 1 天	连续 2 天没睡好	连续 3 天没睡好

总分小于 6 分，为不失眠；

总分为 5 ～ 8 分，可疑失眠；

总分在 10 分以上，确定为失眠；

总分在 16 分以上，重症失眠须就医。

后 记

很荣幸参与本书的编写。感谢王教授给了我们这次难得的学习机会！

在失眠门诊中，许多因失眠而痛苦的患者，经治疗后愉快地享受人生。看着他们愁眉苦脸地来，有些还边说边流泪，认为“治不好了”，“得了绝症了”，甚至觉得活着都是负担。在默默递上纸巾的同时，我们内心也难免替他们惋惜。

他们中有不少是别人眼中的成功人士，有房有车收入高，但谁又知道，在光鲜背后那一个个难熬的不眠之夜？还有青春美丽的女大学生，在最美好的年华，却因为失眠而抑郁，准备休学。

经过中药内服以及超药物疗法综合治疗一段时间后，他们又高兴地来复诊，反馈说，“睡得着了”，“好多了”。每当听到这些话，教授总会欣慰地说：“谢谢你们来告诉我们疗效，你们就是我们最好的老师。”

然后，教授也总会转头对我们几个徒弟说："医者最大的快乐，就来自于见到患者康复，重新找回对生活的信心和乐趣！"

给我们留下印象较深的是患者康大姐。她曾经因为家庭困难、孩子生病、失业等原因失眠，晚上常从噩梦中惊醒。为了治病，她曾经北上南下四处求医，中药、西药、单方，保健品吃了不少。走进门诊时，显得灰心丧气地说："教授，我这个是不治之症，我不想活了！"

是啊，听上去一个小小的失眠，怎么就能击垮人的意志，让人连美好的生活都无法享受？宝贵的生命都不再珍惜呢？事实上，没有经历过失眠的人，何尝真正了解失眠的痛苦？

经过中药、针灸、耳穴和聊天式的讲解、鼓励，加上静心观息法等超药物疗法的学习与训练，康大姐接受了为期 3 个月的综合治疗。今天的康大姐，不仅睡眠改善很多，还重新找到了工作，未见其人先闻笑声，别人都说她起码年轻了 10 岁！

每次到失眠门诊来时，康大姐总像热心的志愿者一样，跟其他患者聊天，讲述自己的治疗经历，鼓励其他患者坚定信心。当她听说教授正在写关于失眠的书时，还特别请求教授转告失眠朋友一句话，那就是——"失眠不可怕，信心赶走它。"

愿你成功地赶走失眠。愿所有人健康幸福！

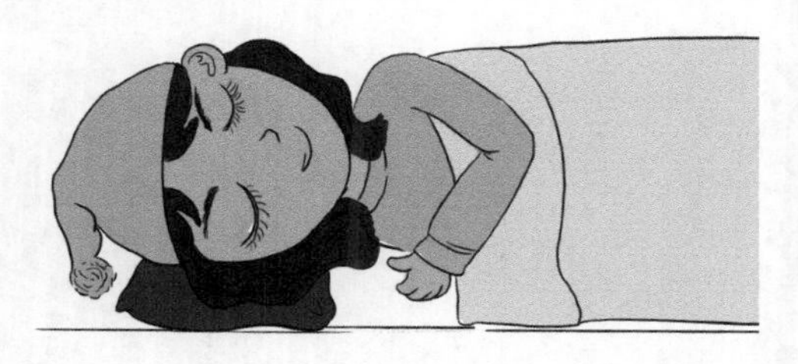

王无虞　陈雪莲　杨　帆　陈国红